KB164227

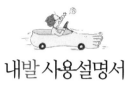

내발 사용설명서

Copyright ⓒ 2009, 이수찬, 김응수, 서동현 외
이 책은 한국경제신문 한경BP가 발행한 것으로
본사의 허락없이 이 책의 일부 또는
전체를 복사하거나 전재하는 행위를 금합니다.

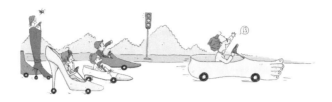

내 발 사용설명서

100세까지 건강하게, 나만의 발 건강 메뉴얼

• 이수찬 · 김응수 · 서동현 외 지음 •

한국경제신문

발이 보내는 신호에 관심을

발이 우리 몸에서 차지하는 비율은 10% 남짓에 불과하지만 그 중요성은 숫자로 표현할 수 없을 만큼 귀중합니다. 발이 없다면 우리는 땅을 딛고 일어설 수도 없고, 원하는 곳으로 갈 수도 없습니다. 걷고, 서는 동작이 가능하도록 발은 우리 몸에서 가장 진화되었고, 또 가장 복잡한 부위가 되었습니다.

몸에서 가장 아래쪽에 위치한 발은 늘 우리에게 신호를 보내고 있습니다. 다만 우리가 주의 깊게 살펴보지 않거나, 신호를 알아채지 못하고 있을 뿐입니다. 의사로서 저는 무릎 관절염으로 병원을 찾는 분들을 치료하면서 그분들의 발을 만지고 관심을 기울여 살펴보곤 합니다. 평생 농사일과 집안일로 고생하신 어머니들의 발은 굳은살과 주름으로 가득하기 일쑤입니다. 또 무지외반증(발가락이 안쪽으로 휘는 질환) 때문에 발가락이 휘어져 피부가 빨갛게 부어올라 있는 분들도 많습니다. 당뇨병으로 인해 발에 생긴 상처가 쉽게 낫질 않아 오랜 기간 고생하는 환자분도 계십니다. '치료가 조금만 빨랐어도 발이 심각하게 변형되거나 당뇨발로 고생하지는 않았을 텐데…' 하는 아쉬운 생각이 들 때가 한두 번이 아닙니다. 모두 발이 보내는 신호를 알아차리지 못해 생긴 일입니다.

우리의 두 발이 견디는 무게는 상상을 초월합니다. 몸무게 60kg인 사람이 하루 종일 1,000걸음 정도를 걷는다면 발은 엄청난 무게를 견뎌야 합니다. 그런 까닭에 우리는 발에게 고마움을 가져야 하고 정성을 다해 관리를 해야 합니다.

이렇게 중요한 발에 대해 정작 우리가 관심을 두기 시작한 것은 얼마 되지 않습니다. 보통사람들은 물론이거니와 의학 분야에서도 그렇습니다. 1960~1970년대까지만 해도 고관절(엉덩이)이나 척추가 정형외과의 일부였고 발은 신경 쓰지 않았습니다. 발 분야는 1980년대에 들어서야 꽃을 피우기 시작했습니다. 특히 우리나라의 경우 전문적인 발 클리닉이 생긴 것은 1990년대부터였으니 그동안 발 질환으로 고생하신 환자분들의 고통은 이루 말로 표현하지 못할 정도였을 것입니다.

다행히 지금은 발 전문 의사들도 많이 배출되었고 사회 전반적으로 발에 대한 관심도 많이 늘었습니다. 미국이나 영국 등에서는 발을 정형외과의 일부가 아닌 당당한 학문의 하나로 다루어서 'Podiatrist' 라는 족부足部 의사가 따로 있습니다. 조만간 우리나라에도 그런 날이 올 것이라 예상됩니다.

하지만 발에 대한 사회적 관심과 올바른 정보는 여전히 부족한 실정입니다. 많은 여성들이 잘못된 신발 때문에 발 변형 질환으로 고생하고 있으며, 운동을 즐기는 분들은 만성적인 염좌나 인대 손상으로 불편을 겪고 있습니다. 예전에는 드물었던 발목 관절염 환자들도 점차 증가하는 추세입니다.

이 책은 발에 생기는 각종 질환과 변형으로 고통을 겪는 모든 사람들을 위해 올바른 발 건강 상식과 의학 지식을 알려드리기 위해 집필되었습니다. 발의 의미를 시작으로 발의 모양새, 다양한 발의 질환, 발 건강을 지키기 위한 일상에서의 발 관리 방법 등을 쉽고도 자세하게 다루었습니다. 아무쪼록 이 책을 통해 대한민국 모든 사람이 건강한 발을 평생 동안 지닐 수 있기를 희망합니다.

2009년 봄
이수찬 힘찬병원 대표원장

| 차례 |

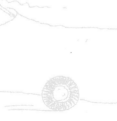

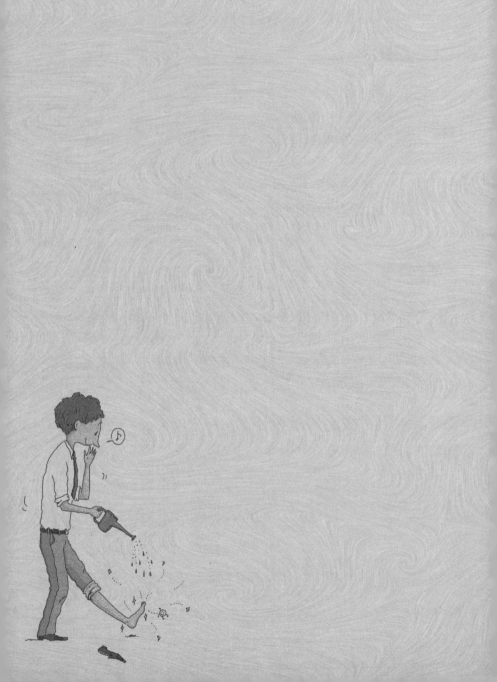

CHAPTER 1

내 몸이 원하는 건강한
발 관리법

"발은 인간공학의 최대 걸작이며, 최고의 예술품이다."
— 레오나르도 다 빈치

발은 여러 가지 고마운 일을 하지만 우리는 그 고마움을 모르고 있다. 또 발이 어떤 역할을 하는지도 모르고 지낸다. 그러나 발이 인체의 건강에 얼마나 중요한 역할을 하는지 안다면 몸의 어느 부분보다 더 소중하게 여기게 될 것이다. 발이 두뇌나 눈, 심장 못지않게 소중한 기관임을 알고 제대로 관리한다면 우리의 삶은 좀 더 건강해지고 행복해질 것이다.

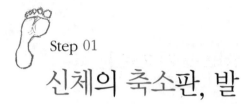

Step 01
신체의 축소판, 발

우리의 몸을 이루고 있는 것 중에서 그 무엇 하나 중요하지 않은 것이 없다. 또한 수천 개에 달하는 몸의 각 기관은 각기 소중한 기능을 맡고 있다. 그중 하나라도 제 기능을 하지 못하면 몸은 이상 신호를 보내고, 우리는 일상생활에서 불편을 겪는다.

발 역시 중요한 역할을 맡고 있음에도 불구하고 몸의 다른 부위에 비해 제대로 대접을 받지 못하고 있다. 대접을 받기는커녕 천대받고 있다고 해도 과언이 아니다. 발은 여러 가지 고마운 일을 하지만 우리는 그 고마움을 잘 모르고 있다. 또 발이 어떤 역할을 하는지도 모르고 지낸다. 발이 머리에서 가장 먼 곳에 있어서인지 대부분의 사람들은 발에 대한 관심이 적거나 발을 무시하는 경향이 있다.

심지어 발은 신체의 일부가 아닌 것처럼 취급하기도 한다.

그러나 발이 인체의 건강에 얼마나 중요한 역할을 하는지 안다면 몸의 어느 부분보다 더 소중하게 여기고 철저히 관리하게 될 것이다. 발이 두뇌나 눈, 심장 못지않게 소중한 기관임을 알고 제대로 관리한다면 우리의 삶은 좀 더 건강해지고 행복해질 것이다.

발에게도 관심을 가져 주세요

심장이 혈액을 방출하면 혈액은 온몸을 돌아다니면서 영양분과 산소를 공급하다가 다시 심장으로 돌아온다. 그러나 발은 심장에서 가장 멀기 때문에 이런 기능에 이상이 생기면 발에서부터 혈액순환 장애가 나타나고 붓기 시작한다. 심장에서 피를 온몸으로 보낸다면 발은 반대로 심장으로 피를 되돌려 보내는 역할을 한다.

아름다움을 위해 현대 여성들이 다이어트와 성형에 집중하는 것처럼 과거 중국에서는 전족이라는 악습이 있었다. 4~5세부터 발가락을 꽁꽁 싸매기 시작해 발의 성장을 막은 것이다. 성인이 된 후에도 약 13cm의 길이에 5cm의 작은 발을 미와 신분의 상징으로 여겼다. 그러나 자연적으로 성장하는 신체를 강제적으로 억압했으니 그 고통이 얼마나 심했을지는 가히 짐작이 간다. 이 악습은 사라졌지만 인간이 발을 얼마나 학대했는지를 알 수 있는 역사의 한 단면이다.

그러나 발을 소중하게 여기지 않는 경향은 현대에도 계속되고 있다. 발에 대한 관리를 게을리 하고 발에 무리한 운동을 하고 하이힐을 신는 것, 편안함보다는 멋을 추구하는 신발을 신는 것 등이다. 과거에 비해 발 질환이 많이 늘어난 것은 현대에도 발에 대한 인식이 크게 나아지지 않았다는 것을 보여 주는 명백한 사례라 할 수 있다. 오늘부터라도 발의 소중함과 고마움을 깨달아 평소에 발 관리에 주의를 기울여 아름다운 발을 만들고 행복한 삶을 유지하도록 하자.

건강한 발의 조건

대부분의 사람들이 적어도 1주일에 한 번 이상 발의 피곤함을 느낀다. 하루 종일 서서 일하는 사람은 하루에도 몇 차례씩 피곤함을 느낀다. 그럴 때마다 건강한 발을 갖고 싶어 하지만 이는 말처럼 쉽지 않다. 그러나 이제부터라도 발에 관심을 가지면 누구라도 건강한 발을 가질 수 있다. 건강한 발은 다음과 같다.

1. 발에 통증이 없어야 한다.
2. 발목과 발가락을 아래로 구부리는 근육의 힘과 위로 젖히는 근

육의 힘이 같아야 하며 서로 균형을 잘 유지해야 한다.

3. 발목과 발가락 관절을 움직일 때 아래위로 잘 구부러져야 한다.

4. 서 있을 때에는 세 지점, 즉 발 앞쪽의 엄지발가락 뿌리와 새끼 발가락 뿌리, 뒤꿈치에서 체중을 지탱해야 한다.

5. 발뒤꿈치가 중앙에 위치해야 하며 안쪽으로 기울어지거나 바깥쪽으로 기울어지면 안 된다.

6. 발가락의 모양이 곧고 바르게 놓여 있어야 하고 구부러지는 변형이 있으면 안 된다.

7. 아치가 너무 높지도 낮지도 않게 형성되어 있어야 한다.

8. 굳은살이나 티눈, 무좀 등의 질환이 없어야 하고, 발이 매끄럽고 따뜻하며 분홍색이어야 한다.

발의 역할

인간이 다른 동물과 구별되는 가장 큰 특징 중의 하나는 직립 보행이다. 두 발로 서서 걷는 것은 인류의 역사에서 첫 번째이자 가장 커다란 혁명이라 할 수 있다. 두 발로 걸음으로써 두 손이 자유롭게 되어 인류의 문명이 시작된 것이다.

동시에 발은 제2의 심장으로서 기능을 갖게 되었다. 혈액은 심장에서 아래로 순환되며 발에서 다시 심장으로 올려 보내진다. 이렇게 발은 인간을 인간답게 해주는 출발점이 되었고 인간의 건강에 많은 영향을 끼치게 되었다.

발은 극한적인 환경과 활동에서도 기능을 잘하는 적응력이 매우 높은 신체 부위이며, 발에 있는 수많은 작은 관절과 근육들이 이런 유연성과 적응력을 높여 준다. 발은 서 있을 때에는 몸의 주춧돌 역할을 해서 넘어지지 않게 균형을 잡아 주고 체중을 지탱하여 바른 자세를 유지하게 한다. 걷거나 뛸 때는 우리 몸을 앞으로 밀어 주는 추진력을 내기도 한다.

또한 발의 아치가 완충작용을 함으로써 몸의 무게를 효율적으로 분산시켜 체중이 바닥에 닿는 충격을 감소시키고 발에 무리한 힘이 실리지 않도록 한다. 따라서 하중의 균형이 깨져 발에 변형이 오면 발과 무릎 관절을 포함한 전신 관절에 심각한 문제가 일어난다.

발의 첫 번째 역할은 인체의 모든 중량을 받쳐 주는 것이다. 발은 인체의 대들보인 척추와 연결되어 있다. 우리 몸의 모든 신경은 척추에 연결되어 몸의 중추 역할을 담당하고 있다. 그러므로 발은 척추와 똑같은 역할을 한다고 보아야 한다.

자연 상태의 발은 충격을 흡수하여 분산시켜 주는 완충기능을 가지고 있다. 인간은 원래 맨발로 흙이나 돌을 밟고 다님으로써 자연스럽게 발바닥이 자극을 받아 건강을 유지할 수 있었다. 그러나 문명이 발달함에 따라 교통수단이 개선되고 신발을 항상 신고 다니게 되면서 외적 자극이 부족하게 되었다. 그 결과 혈액순환이 원활하지 않음으로써 각종 질병에 시달리게 되었다. 인간이 겪는 많은 질병 중에는 발에 원인이 있는 것이 의외로 많다.

발의 두 번째 역할은 걷는 기능이다. 이 기능은 우리를 한 장소에서 다른 장소로 이동시켜 준다. 만약 이 기능이 없었다면 인간의 역사는 애초부터 존재하지 않았을 것이다. 발에는 아주 많은 뼈와 힘줄, 신경세포들이 있으며 이 기관들이 함께 움직여 걷거나 뛸 때 충격을 흡수하는 역할을 하고 앞으로 나아가게 해준다. 걸을 때는 지방질을 감소시키고 근육을 부드럽게 하며 심장과 폐의 기능을 원활하게 조절해 준다. 뿐만 아니라 달리면 뇌에 적당한 자극을 주어 산뜻한 기분을 유지해 준다.

발의 세 번째 역할은 감각기관으로서 정보를 수집하고 움직임을 가능하게 하는 기능이다. 발은 압박감을 몸 자체의 주요 정보로 알

발을 제2의 심장이라고 하는 이유

우리의 건강은 신체에 신선한 산소를 불어넣어 주는 규칙적인 호흡과 심장의 혈액운동에 영향을 받는다. 이 두 가지 기능이 잘못되면 병에 걸린다. 발은 심장에서 보낸 혈액을 받아 다시 온몸으로 보내는 펌프 작용을 한다. 심장은 자동으로 움직이지만 발은 우리가 움직이지 않으면 펌프 작용을 원활히 하지 않는다. 그러므로 규칙적인 운동을 통해 발을 튼튼하게 만들어야 한다.

려 주는 기관이다. 걸을 때 발밑의 곳곳에 가해지는 자극을 온몸의 근육계통으로 전달하여 긴장감을 갖게 한다.

발의 구조

발은 흔히 '제2의 심장'이라 한다. 작은 뼈 26개와 33개의 관절, 214개의 인대와 38개의 근육, 약 25만 개의 땀샘과 신경이 존재하고, 이들 각자가 서로 연결되어 움직인다.

발은 체중을 지탱하면서 몸의 균형을 유지하여 똑바로 서 있을 수 있도록 한다. 이 균형을 유지하기 위해 발은 매우 복잡한 구조로 되어 있다. 특히 발목에서부터 발가락 끝까지의 뼈, 근육과 힘줄, 인대, 혈관, 신경 등의 구조는 우리의 상상보다 훨씬 복잡하다. 발에는 양쪽 합쳐 52개의 뼈가 있으며 이는 몸 전체 뼈의 약 1/4를 차지한다. 엄지발가락이 제일 큰 이유는 발가락 중에서 이동시 또는 서 있을 때 가장 많은 힘을 받기 때문이다.

발의 근육은 몸 중에서 가장 강하고 굵다. 발에는 양쪽 합쳐 112개의 인대가 있는데 몸 중에서 가장 많이 모여 있으며 복잡한 뼈와 관절을 연결하고 비틀림을 방지한다. 발에 있는 혈관은 수 킬로미터에 달한다. 또한 발바닥의 면적은 몸의 2%밖에 되지 않지만 나머지

98%를 지탱한다. 이 같은 섬세한 발의 구조는 몸 전체의 건강과도 직결돼 작은 고장으로도 종아리와 무릎에 영향을 끼치고 나중에는 골반과 허리에까지 이상을 초래한다. 발의 복잡한 구조와 중요한 기능 때문에 미국에서는 발 건강만을 대상으로 하는 4년제 대학이 있을 정도다.

이처럼 발은 구조가 복잡하고 그 기능이 다양한 만큼 발생하는 질환도 매우 다양하다. 발을 건강하게 유지하고 즐거운 생활을 하기 위해서는 발의 구조에 대해 어느 정도의 지식을 가지는 것이 큰 도움이 된다.

뼈

발의 뼈는 세 부분으로 나눈다. 하나의 발에는 26개의 뼈가 있으며 양발 합쳐 52개가 된다. 이는 우리 몸의 총 206개의 뼈 중 약 25%에 해당한다. 이 사실만으로도 발이 얼마나 중요한 부위인가를 알 수 있다. 발에 있는 각 부분 뼈의 개수는 다음과 같다.

- 족근골(발목 관절 뼈) : 7개
- 중족골(발등 뼈) : 5개
- 지골(발가락 뼈) : 14개

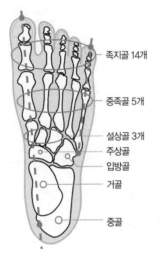

족지골 14개

중족골 5개

설상골 3개
주상골
입방골
거골

중골

또한 발은 좌우 대칭의 삼각으로 비유된다. 이 구조로 인해 발이 받는 압력 부위는 세 곳이 된다. 첫째, 발뒤꿈치(50%), 둘째, 엄지발가락 밑(30%), 셋째, 새끼발가락 밑(20%)이다. 이 세 곳의 지점을 연결해서 아치arch가 형성된다. 이 아치에도 세 곳이 있는데 발의 안쪽, 바깥쪽, 발등에 있다. 아치는 압력을 분산시키고 균형을 유지시키는 기능을 하며, 걸을 때 일종의 용수철과 같은 작용을 한다. 발의 이러한 구조 덕분에 우리 몸 대부분의 무게를 발이 지탱할 수 있는 것이다.

근육과 건

발에는 64개의 근육muscle과 건tendon이 있다. 몸 전체에서 가장 굵고 강한 근육과 건은 발에 있으며, 이러한 근육과 건이 발의 움직임 전반에 걸쳐 작용한다.

근육은 근세포들이 모여서 된 집단으로 가로무늬근 조직과 민무늬근 조직, 심근 조직 등이 있다. 또한 건은 힘줄이라고도 하며, 근육을 뼈에 부착시키는 중개역할을 하는 결합조직인 섬유속이다. 건의 굵기, 길이, 형태는 근육의 종류에 따라 다르다.

근육의 기능은 인체의 각 부분을 움직이게 하는 것이다. 우리 몸에는 650개의 근육이 있는데, 이 중 우리의 의지대로 움직이는 수의근은 약 1/3 정도다. 발과 다리의 모든 근육은 수의근에 속한다.

근육은 신축적인 섬유조직이기 때문에 늘어남과 줄어듦이 자유롭지만 건은 단지 부분적인 신축성만 있을 뿐이다. 대부분의 근육들은 쌍으로 작용하며 상호 줄다리기로 작동한다. 즉 하나의 근육이 굽히거나 수축하면 다른 근육은 펼치거나 늘어난다.

예를 들면 발가락을 발바닥 쪽으로 구부리면 발바닥의 굴곡근들이 수축되는 반면 발등 쪽의 신전근들은 늘어난다. 늘어난 근육은 가늘고 길게 되는 반면 굴곡근은 짧고 두껍게 된다. 이러한 굴곡근과 신전근의 상호작용으로 발의 모든 동작이 일어난다.

인대

발은 우리 몸 중에서 인대가 가장 많이 밀집되어 있는 곳이다. 양쪽 발에는 각각 56개의 인대가 있다. 이는 우리 몸의 다른 기관과 비교할 때 월등히 많은데 그 이유는 발은 그만큼 격렬한 긴장과 비틀림을 받기 때문이다. 이들은 발의 관절들을 결합시켜 주며 외부의 충격으로부터 안전하게 보호하고 각 관절의 기능을 유지시켜 준다.

하나의 인대는 튼튼한 섬유조직의 띠로 된 강한 끈기 있는 연골성 조직으로 구성되어 있다. 인대의 가장 중요한 역할은 관절의 운동을 일정한 범위 내에서 통제하는 것이다. 특히 인대는 강한 압력에 일정 부분은 늘어나지만 한번 끊어진 인대는 재생할 수 없으므로 조심해야 한다.

신경과 혈관

발에는 수많은 혈관들이 흐르고 있으며 이 혈관의 순환에 문제가 생기면 발이 차거나 뜨거워진다. 또한 각종 질병의 원인이 되며 심장에 부담을 주기도 한다.

발의 신경들은 일종의 센서 기능을 수행해 통증과 열 등을 감지할 뿐만 아니라 근육을 비롯한 인체의 각 부분들의 기능을 유발시키는 자극기의 역할도 한다. 발은 특히 외부 자극에 매우 취약하여 발가락이 돌에 채이거나 골절상을 입기 쉽다. 대부분의 통증이나 고통은 다양한 형태의 발병(질환)으로 나타난다. 따라서 신경들은 발의 경고등이다.

혈관체계는 매일 각각의 발을 통해 60~100ℓ의 혈액을 운반한다. 이러한 혈액의 순환은 발에 매우 중요하여 발의 정상 체온을 유지시키고, 건강한 피부와 발톱을 유지시키며, 발의 각 조직들(뼈, 근육, 인대, 관절 등)에 영양분을 공급하여 정상적인 기능을 수행하게 한다.

빌바닥에 미치는 체중의 분포는 다음과 같다(몸무게 60kg 기준).

- 발뒤꿈치가 맡는 무게 : 30kg(50% 하중)

- 엄지발가락이 맡는 무게 : 10kg(15% 하중)

- 다른 네 발가락이 맡는 무게 : 20kg(35% 하중)

관절

발에는 33개의 관절이 있다. 각각의 관절은 정상적인 발의 정렬과 기능에 있어서 대단히 중요한 역할을 한다. 모든 뼈들과 관절들이 제자리에 정렬되어 있을 때 발은 정상적으로 기능을 수행한다. 하나의 관절이 제 위치를 이탈하면, 특히 후족부나 중족부의 경우에는 주위의 다른 관절들의 정렬에 많은 영향을 미친다. 예를 들면 변형된 엄지발가락(외반무지), 회내전(발뒤꿈치 뼈가 지나치게 몸 바깥쪽으로 회전한 상태) 또는 무너진 아치 등이다. 따라서 관절들이 제 위치를 이탈하면 결과적으로 발의 불균형을 초래하여 발이 변형된다.

 재미있는 발의 상식

- 여성은 남성에 비해 4배 정도 발에 문제가 많다. 이는 여성들이 하이힐을 즐겨 신는 것과 연관이 있다.
- 대부분의 사람은 하루에 8,000보 내지 1만 보 정도를 걷는다. 따라서 사람은 일생 동안 약 18만 6,000km를 걸으며 이것은 지구를 네 바퀴 이상 도는 것과 맞먹는다.
- 심장에서 가장 먼 거리에 있는 발은 1km를 걸을 때마다 12톤의 압력에 의해 아래로 몰린 피를 심장을 향해 다시 위로 뿜어 주는 역할을 한다.

관절의 내부에는 활액이라 불리는 윤활물질이 있는데 뼈들이 서로 닿는 것을 방지하는 일종의 완충제다. 이들 관절 활액은 기계 부품들의 윤활유와 같은 작용을 하기 때문에 활액의 심각한 감소는 뻣뻣한 관절을 초래한다.

발의 아치

인간의 발은 매우 복잡한 기관으로 사실상 서로 같은 발은 찾아볼 수 없다. 인간이 다른 생물체와 비교하여 독보적으로 구분되는 점이 바로 발이다.

인간은 직립 보행을 함으로써 급진적으로 발전했는데, 직립 보행을 가능하게 한 것이 바로 발이다. 지구상의 어떤 생물체도 갖고 있지 않은 점, 즉 직립 보행 때 땅에 닿는 종골(발뒤꿈치 뼈)이 있고, 전방으로 곧게 뻗은 엄지발가락, 그리고 아치가 있다. 이들은 인간을 서게 하고 걸을 수 있게 하는 기능을 수행한다. 또한 인간의 발은 아치Arch를 갖고 있는 유일한 발이다.

아치는 인간이 서 있거나 걷고 달릴 때 충격을 흡수한다. 발의 아치를 이루는 뼈 하나하나는 작지만 궁형弓形으로 배열되어 있어서 상당한 체중에도 견딜 수 있다. 그러나 직립 보행을 하는 인간의 발의 아치는 시간이 흐르면서 서서히 무너지는 숙명을 타고났다. 정도의 차이는 있으나 누구든지 피할 수는 없다. 과체중인 사람, 심한 운동을 하는 사람, 다치거나 수술을 받은 사람들의 경우는 더 빨리 진행된다.

아치가 없으면 발은 원상 회복력이 현저히 감소되어 이동할 때 충격을 흡수할 수 없게 된다. 또한 평발의 경우처럼 발을 질질 끄는 보행을 하게 되며 이동시 지렛대 기능도 할 수 없게 된다.

발에 대한 단상

김응수 목동 힘찬병원 족부클리닉 전문의

앞이 꺾인 발, 뒤가 휜 발, 위로 튀어나온 발, 아래로 처진 발, 꼬이고 비틀어진 발가락…. 발은 점차 뒤틀리며 비명을 지르고 있다. 각종 패션의 마침표인 예쁜 구두와 과잉 섭취로 인해 넘쳐나는 칼로리가 당뇨병이라는 독이 되어 발을 공격하고 있기 때문이다. 인간이 두 발로 서게 되면서 이룩된 문명의 발달은 아이러니하게도 발을 힘들게 하고 있다.

하이힐로 대표되는 현대 패션은 모든 발가락을 휘게 만들고 그 아래 살덩이를 짓눌러서 걷는 행동을 생활의 기쁨이 아닌 고통으로 만들었다. 수명의 연장과 더불어 발의 아치foot arch(족궁)는 점차 내려앉으며, 발에 있는 수많은 작은 관절들이 관절염으로 신음하게 되었다. 또한 각종 성인병의 등장으로 발을 유지하는 신경과 혈관은 가장 먼저 공격받고 가장 빨리 변형되어 통증을 일으킨다.

안타깝지만 발은 의학적인 측면에서 그리 대접을 받지 못해 온 것이 사실이다. 의학은 후진국일수록 몸 중심(척추 등)에 관심이 많이 쏠리지만 선진국일수록 세분화되어 어깨, 무릎을 거쳐 손과 발로 관심이 이동하게 된다.

우리나라도 과거에 무시당하던 발 관련 질환들이 경제적 발달과 더불어 점차 조명을 받고 있다. 발과 발목 고통이 그저 타고난 팔자가 아니라 원인이 있다는 것이 과학적으로 밝혀지고 있다. 그리고 이에 따라 적극적인 치료 방법이 소개되는 것은 다행이라고 할 수 있다.

의학적인 트렌드뿐 아니라 문화적인 측면에서 발에 대한 인식은 동서

고금을 막론하고 애증의 교착점이라 할 수 있다. 숭고한 사랑의 표시도 담고 있고 성적인 함축도 담고 있다. 동시에 악취 풍기는 조롱의 대상이 되기도 했고, 비틀리고 억눌려져 중국의 전족과 같은 비극이 초래되기도 했다.

그리스 신화에 나오는 아틀라스는 지구를 등에 짊어지는 형벌을 받았다. 인간이 네 발이 아닌 두 발로 걷게 되면서 온몸을 떠받치게 된 발은 지구를 짊어진 아틀라스 못지않은 고난의 세월을 보내게 되었다.

가속도가 붙은 과학과 문명의 발달로 평균 수명이 늘어나고, 모든 신체 부위들의 활동이 한결 수월해지고 있다. 그러나 유독 발만은 하이힐 등의 패션에 갇히고 각종 성인병의 첫 번째 희생물이 되어 고통을 받고 있다. 마치 헤라클레스에게 속아 형벌을 면할 기회를 놓쳐 버린 아틀라스의 운명처럼 발은 과학과 의학의 발달에도 불구하고 계속 온몸을 짊어지는 형벌을 벗어나지 못하고 있는 것이다.

물론 긍정적인 판단과 적극적인 치료로 그 형벌을 조금이나마 덜어 줄 수 있는 방법들이 점차 늘어나고 있어 그 신화가 바뀔 날이 그리 멀지만은 않아 보인다.

Step 02

발 모양에 따른 분류

발은 사람마다 모두 다르며 한 사람의 발 역시 왼발과 오른발이 다르다. 또 하루 동안에도 시간에 따라 발의 크기와 모양이 변한다.

발의 모양에 따라 정상인의 발과 평발, 오목발, 칼발로 구분할 수 있다. 정상인의 발은 발가락이 뚜렷하며 벌어질 수 있어야 하고, 정확한 아치의 윤곽이 있으며, 세 번째 발가락이 발뒤꿈치의 중앙선과 일치되어야 한다. 또한 탄력이 있어야 하며, 곡선은 매끈해야 한다.

평발은 편평족이라고 하며, 아치가 없어져 발

평발

오목발

칼발

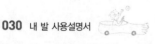

구분	발가락의 모양	발에 나타날 수 있는 문제
그리스형 발	엄지보다 둘째발가락이 긴 발	발바닥, 발가락 위아래의 티눈
네모형 발	둘째·셋째발가락 길이가 엄지와 같은 발	엄지와 새끼발가락 티눈
이집트형 발	엄지가 가장 긴 발	엄지발가락 굳은살, 내향성 발톱
망치발가락	둘째부터 새끼발가락까지 안으로 구부러진 발	발가락 위 티눈, 통증
무지외반	엄지가 둘째발가락 쪽으로 휘어진 발	엄지의 통증, 굳은살, 내향성 발톱

바닥이 편평하게 변형된 발이다. 5~6세가 되면 아치가 생기므로 소아 때는 너무 걱정하지 않아도 되지만 청소년기에는 평발이 되지 않도록 부모의 주의가 요망된다. 심한 경우는 수술을 해야 할 수도 있다.

오목한 발은 아치가 지나치게 높은 발로서 지나치게 마르거나 하이힐 등 굽이 높은 구두를 장시간 신는 경우에 생길 수 있다. 이러한 발은 충격 흡수 기능이 감소되어 허리, 발, 척추에 통증을 주기도 하며, 두통과 어깨 결림 등 각종 질병의 원인이 된다. 따라서 5cm 이상의 굽이 높은 구두는 신지 않는 것이 좋으며 굽이 높은 구두를 꼭 신어야 하는 경우는 수시로 발을 풀어 주고 마사지를 해야 한다.

불편한 발, 참지 마세요.

서동현 부평 힘찬병원 족부클리닉 전문의

우리 몸 중 발은 하루 종일 답답한 양말과 신발 속에서 움직이고, 몸을 지탱하여 서 있기 위해 많은 일을 한다. 발은 26개의 뼈와 수십 개의 인대, 근육이 복잡한 형태로 서로 얽혀 이루어져 있다. 발은 사람의 얼굴처럼 개인마다 각기 다른 모양을 갖고 있으며, 이로 인해 체형이나 걸음걸이도 달라진다.

발은 우리가 생각하는 것 이상으로 고마운 존재이지만 주변을 살펴보면 선천성 발 변형, 후외상성 족부 병변, 당뇨발, 통풍이나 류머티즘 관절염, 골절 및 스포츠 손상 등으로 아프고 불편해 하는 사람들이 많으며 심지어 정상적으로 걷기가 힘든 분들도 보게 된다.

다행히 요즈음 일반인들의 발 건강에 관한 관심이 증가하고 더불어 여러 분야에서 발 건강을 위한 다양한 제품과 발 관리 방법들이 소개되고 있다. 마사이족의 걸음걸이를 표방한 기능성 신발, 충격을 완화시켜 주는 지능성知能性 신발, 어르신들을 위한 건강 신발 등이 인기를 끌고 있다. 발 마사지 숍도 예전에 비해 많이 생겨서 발에 대한 관심이 향상되었다는 것을 알 수 있다.

그러나 발 관리에 소홀한 사람들이 여전히 많고, 여러 매체를 통해 접하는 잘못된 건강 상식들로 혼란을 겪는 사람들이 많다. 발에 관련된 상식과 지식을 정확히 알아 일상에서 활용하고, 정기적으로 발 전문 병원을 찾아 상담과 치료를 하면 건강하고 아름다운 발을 지닐 수 있다. 물론 평상시의 예방과 발 건강관리가 가장 중요함은 두말할 필요가 없다.

"아프면 낫는다. 이것이 자연의 이치다(痛卽通, 道法自然)."라는 말이 있다. 병이 나면 우리 몸의 면역작용(저항력)에 의해 심하게 앓은 후 회복된다는 뜻이다. 그러나 발을 연구하고 아픈 발을 치료하는 의사로서 저자의 생각은 "발이 아프면 낫게 해야 한다."는 것이다. 발에 조금이라도 이상이 있으면 혼자 판단하고 혼자 치료를 할 게 아니라 전문의를 찾아 상담하고 올바른 치료를 통해 낫게 해야 한다.

발은 우리 몸의 그 무엇보다 소중하다. 소중한 만큼 더 사랑하고 아껴야 많은 혜택을 받을 수 있다. 인생의 멋진 발자취를 남기기 위해서는 발을 사랑해야 한다.

Step 03

아주 쉬운 발 건강관리 상식

발은 언제나 우리의 관심을 필요로 한다. 발은 우리가 관심을 기울인 만큼 우리에게 즐거움을 안겨 주고, 우리가 멀리한 만큼 고통을 안겨 준다. 또한 잘 관리한 발은 아름다움까지 덤으로 준다. 그러므로 언제나 발에 관심을 기울여야 한다. 발을 관리하는 기본 지식을 알아보자.

깨끗함이 가장 중요하다

발 관리의 기초는 우선 발을 깨끗이 씻는 것이 가장 중요하다. 발에는 우리 몸의 어느 부분보다 세균이 많다. 대부분의 발은 하루 종일 양말과 신발 속에 들어가 있으며 아침에 양말을 신은 후에는 저녁에나 되어야 해방이 된다. 이곳에 세균이 많이 서식하는 것은 당연하다. 그러므로 귀가한 후에는 손과 발을 깨끗이 씻어야 한다. 특히 발가락과 발가락 사이를 청결하게 씻어야 한다. 발을 씻은 후에 발에 있는 물기를 제거하는 것이 중요하며, 특히 발가락 사이의 물기를 잘 닦아내야 한다. 마른 수건으로 발을 닦은 후 드라이어로 말리면 좋다.

맨발보다는 양말이 좋다

사람마다 다르지만 발에는 땀이 많이 난다. 이 땀은 세균의 온상이 되고 발 냄새의 원인이 된다. 그러므로 땀을 잘 흡수할 수 있는 소재의 양말을 신어야 한다. 면이나 모로 된 양말이 통풍 및 보온을 위하여 좋으며, 맨발은 건강에 그다지 좋지 않다.

부드러운 신발을 약간 넉넉하게 신어라

발에 일어나는 병의 많은 부분은 신발에 그 원인이 있다. 특히 여성들의 하이힐은 건강을 해치는 주범으로 지목되고 있다. 하이힐은 체중이 앞으로 쏠리기 때문에 척추의 균형을 잃게 됨으로써 요통과 좌골신경통의 원인이 된다. 신발은 가급적 가죽과 같이 부드러운 소재의 제품이 좋으며, 플라스틱과 같은 소재는 건강에 해롭다. 발에 너무 꽉 끼는 신발은 좋지 않다.

될 수 있으면 같은 신발은 3일 이상 신지 말고, 신었던 신발을 보관할 때는 습기를 제거하도록 한다. 하이힐을 신어야 될 경우 짧은 시간이라도 벗어서 발을 편하게 해주도록 한다. 젊었을 때 너무 오랫동안 하이힐을 신으면 나중에 나이가 들어 발에 고통을 겪는다는 사실을 명심하기 바란다.

최소 일주일에 2번 발 마사지를 하라

발은 우리를 활동하게 하는 가장 커다란 힘이다. 현대인은 걷는 일이 과거에 비해 많이 줄어들었지만 보통의 사람은 하루 평균 6.5km를 걷고 발걸음 수는 7,500보 전후다(이 수치에서 모자라는 사람은 이 수치에 도달할 수 있도록 더 많이 걸어야 한다. 하루에 1만 보 정도 걷는 것이 가장 좋다).

몸무게가 68kg인 사람의 경우 한 발을 내딛을 때 몸무게의 25%를 더한 무게가 발에 전해진다. 즉 85kg이 되는 것이다. 그러므로 발은 하루에 약 640톤 정도를 이동시킨다. 이렇게 중노동을 한 발에게 아무것도 베풀지 않으면 발은 주인에게 화풀이를 할 것이다. 적어도 일주일에 2번 정도 발에 고마워하고 자신을 이동시켜 준 대가로 마사지를 해주면 발은 더 많은 건강을 가져다준다.

기타 관리 상식

1. **걷는 자세를 바르게 한다** : 발뒤꿈치 – 발바닥 – 발끝 순서로 걷는 3박자 보행을 하는 것이 좋다. 발바닥만으로 걸으면 발 가운데 움푹 들어간 아치가 주저앉아 평발이 된다.

2. **틈틈이 운동을 한다** : 걷기와 달리기는 큰 비용을 들이지 않고 건강을 증진시키는 운동이다. 일주일에 1번 이상 발과 관련된 운동을 하라.

3. **발도 화장이 필요하다** : 단순히 발을 깨끗이 씻는 것도 중요하지만 발에 좀 더 투자하는 것도 필요하다. 건조함을 방지하기 위해 보습 로션을 바르면 발이 튼튼해지고 예뻐진다. 로션을 바르면서 발가락에서 발등으로, 발바닥에서 장딴지 쪽으로 주물러 주면 좋다.

발 병원 갈 때 주의사항

1. 발이 아파 병원에 갈 때는 주로 신는 신발을 가지고 가야 한다. 발의 병이 신발에 기인하는 경우가 많기 때문이다. 평소에 주로 신는 신발을 가지고 가면 진단에 도움이 된다.
2. 질병에 관련된 모든 것을 숨김없이 말하라. 간혹 자신의 실수나 게으름을 감추는 사람이 있는데 이는 좋지 않다.
3. 다른 병원의 기록이 있으면 가지고 가라. 엑스레이(X-ray) 사진 등이 있으면 지참하라.
4. 벗기 편한 양말이나 스타킹을 신고 가라.

4. **발톱에 주의한다** : 발톱은 자주 청결하게 깎아 준다. 발가락 끝 정도 길이에서 한일자 모양으로 똑바로 자르는 것이 좋다. 발톱 양옆을 짧게 자르면 발톱이 살 속으로 파고들 염려가 있다.

5. **수시로 발목운동을 한다** : 수시로 발목을 돌리며, 발목 주위의 근육을 강화시켜 주는 운동을 규칙적으로 하는 것이 좋다.

Step 04

발 질환의 원인과
간단한 예방법

　발은 자동차의 바퀴처럼 우리가 가고 싶은 곳에 갈 수 있도록 해주는 기본적인 기능 이외에도 걷는 동안 압력을 발생시켜 혈액순환을 돕는다는 측면에서 자동차의 엔진에 비유된다. 우리가 걸을 때 발은 체중의 80% 정도에 달하는 하중을 받는데 이는 1km를 걸을 경우 약 16톤에 해당하는 무게다. 이처럼 복잡한 구조와 중요한 기능을 가진 탓에 발에 발생하는 질환도 매우 다양하다.

　발이 불편하면 걸음걸이가 이상해지고 이는 신체의 불균형을 가져와 각종 질환으로 이어질 가능성이 높다. 오래 서 있지 못하고 앉아서 자주 자세를 바꾸는 사람들 중 상당수가 발 관련 질환을 가지고 있을 가능성이 높다. 요즘 식생활의 변화로 비만인 사람이 많은데 이 경우에도 발목과 발에 매우 무리를 준다.

발에 생기는 질환은 유전적인 요인, 생활 형태, 외상으로 분류할 수 있다.

1. 유전 : 무지외반증, 소건막류, 평발 등은 유전에 많은 영향을 받는다.

2. 사고 : 교통사고나 운동 시 발에 부상을 입는다.

3. **관리 소홀** : 하이힐이 대표적이며, 잘못된 운동 방법도 발에 이상이 생기게 하는 원인이다.

4. **약의 오용과 남용** : 어린이나 노인이 영향을 받는다.

과거에는 발 질환이 그렇게 많지 않았다. 발 전문 병원이 불과 몇 년 전만 해도 드물었다는 점만 보아도 알 수 있다. 그러나 당뇨병의 증가와 운동의 부족, 잘못된 운동, 하이힐, 교통수단의 발전, 발에 대한 인식 부족 등 여러 가지 원인으로 발 질환이 크게 증가하고 있다.

여성이라면 더 주의를

여성의 뼈는 남성보다 약하며, 특히 다리뼈의 경우 여성이 더 약하다. 따라서 발 질환은 남성보다 여성에게 많다. 여성들의 높은 신발은 발 질환에 큰 몫을 차지한다. 대표적인 발 질환의 하나인 무지외반증은 주로 여성에게 많이 발생하며, 발목 인대 파열, 아킬레스건 파열, 발목 부상 등은 남성에게 많이 발생한다. 그 외 족저근막염, 관절염은 남녀 공통으로 발생하며, 당뇨로 인한 발 진환은 젊은 사람보다 나이 많은 사람에게서 자주 나타난다.

과거에는 발에 질환이 생겼을 때 가벼운 경우 보존치료와 운동요법으로 치료했으며 상태가 심각한 경우는 적절한 치료가 힘들었다. 그러나 최근에는 발과 관절만을 전문으로 진료하는 발 클리닉을 어렵지 않게 찾을 수 있다. 발목을 포함한 발 관련 질환은 섬세하고 복잡한 구조만큼이나 전문적인 치료를 요한다. 따라서 진단과 치료 과정에서 발을 전문으로 하는 병원과 의사를 신중하게 선택해야 한다.

앞에서 말한 '발 관리 상식'을 준수하고 꾸준히 운동을 하면 어느 정도의 발 질환은 예방할 수 있다. 발과 관련된 운동을 할 때는 전문가의 도움을 받거나 운동에 관한 책을 읽어 '교과서적'으로 하는 것이 좋다. 또 운동 전후로 발 관절과 근육을 이완시켜 주면 관련 부위를 강화하는 것은 물론 질환을 예방하는 데 도움이 된다. 평상시 앉아 있거나 누워 있을 때 발목을 양 방향으로 돌리거나 앞뒤로 당기기, 까치발하고 걷기 등 발 관절을 강하고 유연하게 만들어 주는 습관을 들이는 것이 좋다.

최근에는 레저 인구가 늘다 보니 발목을 삐는 경우가 많은데 이때는 신속히 얼음 찜질과 압박붕대로 조치한 후 발목을 심장 위로 올려 주는 것이 좋다. 온溫찜질은 오히려 상태를 악화시킬 수 있으므로 반드시 냉冷찜질을 하도록 주의한다.

발에 조그마한 이상이 생겼을 경우라 하더라도 스스로 진단해서 스스로 치료하면 안 된다. 발에 난 작은 티눈이나 사마귀 등도 소홀히 보아서는 안 되며 즉시 가까운 병원을 찾도록 한다. 만일 여건이 되지 않을 경우에는 약국에서 진단과 처방을 받도록 한다. 발이 아플 때 하루를 미루면 치료에 이틀이 더 걸린다는 사실을 기억하라.

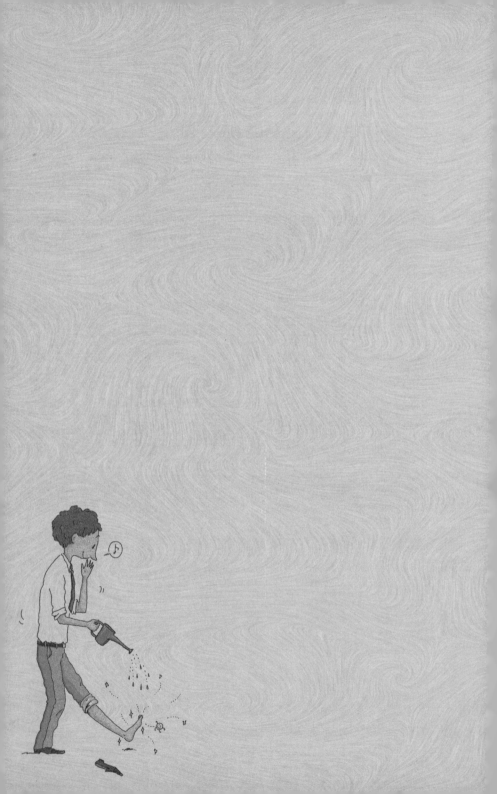

CHAPTER 2

쉽게 따라하는
발 질환 예방법

"인간이 옷을 열심히 바꾸어 입는 것은 다리를 위한 것이다.
다리는 인간의 신체 중 가장 중요하다."

– A. 메리넬

발이 아프면 온몸이 아프다. 발은 우리 몸의 구석구석을 지탱해 주는 보루이자 몸의 건강상태를 알려 주는 신호등이기 때문이다. 사람의 몸은 어딘가 한 곳만 좋지 않아도 온몸에 영향을 미치는데, 특히 발은 제2의 심장으로서 발의 피로는 온몸의 피로 증상으로 나타난다. 건강한 발은 일평생 행복을 지켜 주는 파수꾼이자 우리의 꿈을 이루어 주는 출발점이기도 하다. 그러므로 평소에 발 건강에 관심을 기울이고 발에 이상이 나타났을 때 즉시 전문의와 상의해야 한다. 발 변형은 빠르게 진행되어 다른 신체 건강을 해치기 때문에 건강하고 예쁜 발을 가꾸는 것은 발의 건강과 몸의 건강 모두를 지키는 것임을 명심하자.

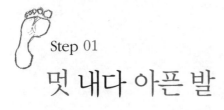

Step 01

멋 내다 아픈 발

무지외반증
여성을 괴롭히는 발 질환

무지는 엄지발가락을 뜻하는데 이 발가락이 바깥쪽으로 휜 상태를 무지외반증이라 한다. 엄지발가락이 심하게 튀어나오면서 통증을 일으키게 되는 것이다. 관절이 유연하거나 발이 편평하고 엄지발가락이 긴 사람에게서 많이 생기는데, 하이힐이나 발에 꽉 맞는 구두를 오랫동안 신을 경우 변형이 생기는 경우가 많다.

그래서 무지외반증은 여성들에게 잘 나타나는 질환이며, 이 질환은 보통 '하이힐 병'으로 부른다. 20년 이상 앞이 좁고 굽이 높은 하이힐이나 발가락을 꽉 죄는 구두를 신을 경우 무지외반증이 생기기 쉽다. 또 평발이나 선천적으로 관절이 유연한 사람이 변형이 생길 가능성이 많으며, 가족 중 무지외반증 환자가 있다면 그 가능성은 더욱 높아진다.

무지외반증에서 엄지발가락이 점점 더 많이 휘면 엄지발가락으로서의 기능을 상실하게 된다. 둘째발가락과 셋째발가락에 점점 큰 힘이 가해지고 발가락과 발허리를 잇는 관절이 붓고 아프며 바닥에도 굳은살이 생기고 통증이 발생한다. 둘째발가락 밑으로 엄지발가락이 들어가기도 하며, 심하면 다른 발가락의 변형까지 일으킨다. 몸 전체를 지탱하는 발에 통증이 있다 보니 서 있거나 걸을 때 자세가 삐딱해져 허리, 무릎, 골반 전반에 나쁜 영향을 미친다. 또 미관상으로도 보기가 매우 좋지 않다.

무지외반증을 예방하기 위해서는 발에 편한 신발을 고르는 것이 중요하다. 5분 이상 신었을 때 발이 불편한 신발이나 굽이 7cm 이상인 구두는 피하고, 부드러운 재질로 발의 길이와 넓이에 잘 맞는 신을 신는다. 폭이 좁은 신발은 피해야 한다. 평소에 발가락을 폈다 오므렸다 하는 발가락 스트레칭을 자주 해주는 것도 발가락 변형을 예방하는 데 도움이 된다.

원인　　무지외반증의 원인은 유전적인 것과 후천적인 것에서 찾을 수 있다. 잘 맞지 않는 신발이나 유전, 평발, 관절유연성 등이 대표적인 원인으로 꼽힌다. 특히 잘 맞지 않는 신발은 무지외반증을 일으키는 주범이다. 남자보다 여자가 5~6배 정도 더 많

 몸을 망치는 하이힐

발 질환의 많은 부분은 하이힐이 주범이다. 하이힐은 몸의 균형을 흐트러뜨리고 앞쪽에 과도한 힘을 가하게 하며, 또 쉽게 피로감을 느끼게 한다. 높은 굽으로 인해 삐끗해서 넘어져 발목을 삐는 일도 많다. 이외에도 발바닥과 새끼발가락 쪽에 압력이 증가해서 통증을 유발하는 굳은살이나 티눈 등이 잘 생긴다. 아킬레스건을 약화시키고 무릎 안쪽에 과도한 힘이 실리게 하여 무릎 변형과 관절통을 유발한다. 더 나아가 이유를 뚜렷이 알 수 없는 어깨 결림, 두통, 요통, 디스크 등도 하이힐이 원인일 수 있다.

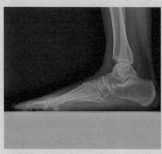
하이힐을 신기 전 X-ray

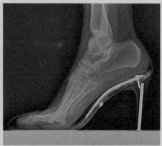
하이힐을 신은 후 X-ray

- 맨발 상태는 발목과 발등 모양이 L자형으로 90도에 가깝게 안정되었지만 하이힐을 신은 상태에서는 발목 관절이 앞으로 심하게 튀어나와 I자 형태로 보인다.
- 하이힐은 발 앞·뒤 부분만 높은 압력을 받기 때문에 오래 신으면 발등이 아치형(곡선형 구조물)으로 위로 불쑥 튀어나와 기형적으로 변한다.

이 발생한다는 점과 여성들이 하이힐을 신기 시작하면서부터 급격하게 증가한 점을 미루어 볼 때, 신발이 중요한 원인이라고 생각된다. 또한 남자보다 여자의 발이 더 유연한 것도 발 변형의 원인이다.

무지외반증이 될 유전적인 경향이 있는 사람이 신발을 잘못 신으면 발의 변형이 생길 확률은 더 높아진다. 부모 중에서 엄지발가락이 휜 사람이 있으면 같은 형태의 변형이 나타날 확률이 높다. 유전은 대개 아들보다는 딸에게 전해진다.

자가진단법 아주 심한 무지외반증은 스스로 한눈에 봐도 알 수 있다. 엄지발가락이 바깥쪽으로 심하게 튀어나온 것은 특별히 진찰하지 않아도 알 수 있기 때문이다. 경미한 무지외반증을 미리 파악해 예방을 하면 큰 도움이 되므로 한번 체크해 보도록 하자.

우선 엄지발가락이 구부러져 있는 각도를 측정해야 한다.

1. A4 사이즈의 흰종이를 준비한다.
2. 그 위에 반듯이 올라선다.
3. 다른 사람에게 엄지발가락의 모양을 그대로 따라 그리도록 한다.
4. 각도기를 이용해 엄지가 구부러져 있는 각도를 잰다. 엄지의 뼈가 정상에서 15도 이상 바깥으로 굽었다면 무지외반증으로 본다.

무지외반증은 특히 중년 여성에게서 많이 생긴다. 실제로 2008년 한 해 힘찬병원이 집도한 약 480명의 경우에서 무지외반증 수술 환자를 분석하면, 20대가 9.7%, 30대 18%, 40대 43%, 50대 17%, 60대 이상이 12.3%로 40~50대가 약 60%를 차지하고 있다. 40대의 환자들은 20대부터 신던 하이힐, 구두의 영향이 누적돼 무지외반증으로 인한 통증이 시작되는 경우가 많다.

예방 무지외반증을 예방하기 위해서는 평소 5cm 이하의 낮은 굽을 신고, 높은 굽의 신발은 한 번에 2시간 이상 신지 않는 것이 좋다. 신발은 부드러운 재질로, 발의 길이와 넓이에 잘 맞아야 한다. 발가락 근육운동은 발가락의 변형을 더 이상 일어나지 않게 해준다. 발가락을 벌렸다 폈다 하는 스트레칭을 자주 하고 발가락으로 책장을 넘기는 등 발가락 근육을 강화해 주는 간단한 스트레칭을 하면 예방에 도움이 된다.

치료 무지외반증 수술은 의료보험이 적용되어 적은 비용으로 치료할 수 있다. 또 수술 기술은 매우 발달되어 있고 수술할 때 통증을 거의 느끼지 못하므로 수술을 무서워할 필요는 없다.

겉모양만으로도 무지외반증을 진단할 수 있지만 치료 방침을 결정하기 위해서는 세밀하게 진찰해야 한다. 엑스레이 사진을 찍어서 관절염이 있는지, 얼마나 심하게 휘어 있는지, 다른 병은 없는지 등을 관찰한다.

가장 좋은 치료는 수술이다. 물론 증상이 경미하고 변형이 심하지 않은 경우 볼이 넓고 편안한 신발이 통증 완화에 도움을 줄 수 있다. 시중에 많이 나와 있는 보조기, 기능성 신발이나 기능성 깔창은 일시적으로 통증을 줄여 줄 수 있으나 근본적인 치료는 될 수 없다. 수술은 변형된 발을 절골술과 박리술을 통해 정확하게 교정할 수 있으며, 수술 후 발의 기능과 모양은 제 모습을 찾는다.

과거에는 튀어나온 뼈만 깎는 수술을 했는데, 통증도 심하고 재발하는 경우가 많았다. 하지만 최근에는 엄지발가락의 뼈와 인대를

 수술을 해야 할 경우

① 엄지발가락의 튀어나온 부위가 아플 때
② 오래 걸으면 발가락으로 인해 다리가 아플 때
③ 엄지발가락이 많이 휘어 신발 신기가 불편할 때
④ 엄지발가락이 체중을 지탱하지 못해 다른 발가락 밑에 통증을 유발하는 굳은살이 생길 때
⑤ 다른 발가락까지 변형이 올 때

일자로 잡아 주는 절골술을 시행하여 재발률이 크게 낮아졌다. 수술 시간은 60분 정도로 짧고, 전신 마취가 아닌 부분 마취로 수술하기 때문에 수술 후 회복 시간도 더 빨라졌다.

무지외반증이 양쪽 발 모두에 있을 때는 한쪽을 먼저 하고 반대쪽을 약 3개월 후에 하는 것이 좋다. 보통은 3~4일 정도만 입원하면 퇴원할 수 있고, 수술 후에는 특수신발을 신고 걷기 시작해 2~3개월 지나면 평소 신던 신발을 신을 수 있다. 3개월 동안 재활 치료를 받으면 발은 정상으로 돌아간다. 그러나 하이힐처럼 폭이 좁고 굽이 높은 신발은 문제가 있을 수 있으니 수술 후 약 6개월까지는 피하는 것이 좋다. 일상적인 생활은 사람에 따라 차이가 있으나 대략 3~6개월 정도 지나면 가능하다.

소건막류
새끼발가락 돌출

소건막류는 무지외반증의 반대되는 증세다. 무지외반증이 엄지발가락의 돌출이라면 소건막류는 새끼발가락의 돌출이다. 새끼발가락 관절 부분이 바깥쪽으로 돌출되면서 신발과의 마찰로 증세가 계속 악화되는 질환이다.

소건막류 역시 다른 변형 질환과 마찬가지로 신발의 영향이 크다. 앞 코가 뾰족하고 높은 구두일수록 발바닥 앞쪽에 압력이 가해지는데 이때 무의식적으로 엄지발가락 쪽이나 새끼발가락 쪽으로 힘을 주게 된다. 새끼발가락 쪽으로

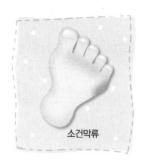

소건막류

힘을 과도하게 주면서 걸을 경우 소건막류가 발생하는 것이다. 하이힐을 자주 신는 여성이나, 무지외반증이 있고 발볼이 넓은 사람에게서 흔하게 나타나는데, 튀어나온 부분이 신발과 닿아 통증을 일으키기 때문에 걷거나 서 있는 것이 힘들어진다.

예방 소건막류를 예방하기 위해서는 평소에 편한 신발을 신어 발가락에 무리를 주지 않는 것이 중요하다. 또 스카프나 테라밴드 등을 발바닥 사이에 넣고 양손으로 당겨 주는 스트레칭도 좋다. 한 번에 10초 정도 힘을 준 상태를 10회 정도 반복한다.

치료 무지외반증과 같은 증세이므로 비슷한 치료를 하면 된다. 휘어짐이 심하지 않으면 편한 신발을 신거나 특수 깔

창 혹은 패드를 삽입하는 보존적 치료를 한다. 돌출이 심하면 수술을 해야 한다. 뼈를 깎아 내거나 관절 윗부분에서 새끼발가락을 안으로 밀어 주는 방법으로 치료한다.

망치 족지
망치처럼 구부러진 발

발가락의 첫째 마디가 굽어진 질환으로 망치처럼 구부러졌다고 하여 '망치 족지hammer toe' 라고 부른다. 발의 모양이 평발이거나 아치가 높을 때에 발가락이 변형된 형태다. 대부분 발가락의 등과 발가락 끝이 신발에 닿아서 티눈이 심하게 생겨 고생을 한다. 평발이나 요족凹足(오목발)인 경우, 오랫동안 좁은 신발을 신으면 발병한다.

이때 세 부분에서 통증을 느끼는데, 그중 가장 자주 느끼는 부위는 첫 번째 관절이며 신발에 쓸려서 굳은살이 생기는데 이를 '피부못' 이라고 한다. 발의 변형으로 발바닥에 피부못이 발생하여 통증이 생긴다. 당뇨병이나 척수수막류 환자와 같이 감각이 저하된 경우에는 이 부위에서 궤양과 감염이 나타나기도 한다.

원인은 다양하며 잘 맞지 않는 좁은 신발을 신거나 두 번째 발가락이 긴 경우 등과 관련이 있는 것으로 알려져 있다. 신발을 신은 상태에서 좁은 공간에 발가락이 밀착되고 굽어져 있으면 그 상태에서 발가락이 변형되기 시작하며, 고정된 변형으로 진행하게 된다.

변형이 심해지면 관절이 불안정하여 탈구가 되는데, 단순하게 발등 쪽으로만 불안정할 수도 있고, 두 번째 발가락이 안쪽으로 변형되어 엄지발가락과 겹쳐지는 교차변형이 나타날 수도 있다.

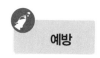 **치료**   보존적인 치료를 한다. 국소 부위의 통증을 감소시키고 변형을 치료하기 위해 특수 제작한 신발과 패드 등을 이용한다. 보존적인 치료만으로는 변형이 교정되지 않지만 증세를 호전시킬 수 있다. 변형이 오래 되지 않았으면 수술 없이 교정할 수 있지만 심할 경우에는 수술을 한다. 보조기(맞춤 안장)를 사용하여 체중을 적절하게 분산해 주면 교정에 도움이 된다.

예방   적절한 신발 사용이 예방에 도움이 된다.

- 토 크레스트toe crest 패드를 사용한다.
- 구두코가 높은 신발을 신는다.
- 오소틱(1 : 1 석고 맞춤)을 착용한다.

지간신경종
발가락이 저려요

　　지간신경종은 매우 낯선 이름일 것이다. 일명 '몰톤 족지morton's toe' 라고도 불리는 이 질환은 그러나 비교적 흔한 발 질환이다. 발가락에는 족저신경이 분포하는데 이 신경 주위 조직이 단단해져 생기는 것으로 보통 3~4번째 발가락 사이에 발생한다. 즉 발가락으로 가는 신경이 압박을 받아 두꺼워져 발가락이 저린 증상을 말한다. 한때 축구선수 박주영을 괴롭혔던 질환인데 축구선수보다는 앞이 좁고 굽이 높은 구두를 신는 사람에게 흔히 나타난다. 여성이 남성에 비해 8~10배 정도 많이 발병하는 것이 특징이다. 굽이 높은 구두를 신으면 발가락 신경 및 주변 조직을 긴장시키고 압박하기 때문이다. 또 무지외반증을 앓는 중년 여성에게 동반되는 경우도 많다.

증상　　지간신경종이 있으면 걸을 때 발바닥 앞쪽에 타는 것 같은 통증이 오며 발 주변에 저리고 쑤신 증상이 나타나거나 발가락이 저리거나 감각이 떨어진다. 때로 양말을 신은 것처럼 답답한 느낌이 있으며, 잘 때는 발이 타는 것처럼 뜨거운 이상감각을 유발한다. 신발을 벗으면 통증이 사라지기 때문에 곧잘 방치

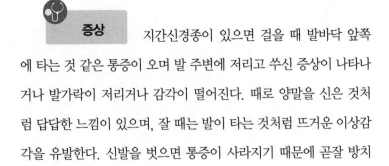

하곤 한다. 지간신경종은 증상을 눈으로 확인하기가 쉽지 않다. 막연히 발이 저리다고 해서 상당수가 디스크(또는 좌골신경통)로 오진되기도 한다. 그러나 전문의의 검진을 받거나 MRI(자기공명영상법) 검사로 확인할 수 있다.

예방 　지간신경종을 예방하기 위해서는 볼이 넉넉하고 부드러우며 굽이 낮은 신발이 좋다. 또 발가락으로 수건을 집어 올리는 등의 스트레칭으로 발 근육을 단련해 주는 것도 좋은 예방법이다.

치료 　초기에는 부드러운 패드, 편안한 깔창 등이 있는 기능성 신발을 신으면 질환이 완화된다. 그러나 중증 이상일 경우 신경종 부분에 국소적으로 주사를 놓아 통증을 없애는 치료가 필요하다. 이외에도 신경종 절제술로 신경종을 아예 없애는 수술을 시행할 수도 있다.

"젊었을 때 신었던 하이힐이 중년이 되니 무지외반증으로"

무지외반증 수술을 받은 **김혜경** 씨(53세, 주부)

지금 내 나이 53세로, 18세 때부터 하이힐을 신기 시작했습니다. 결혼하고 아들딸 셋을 낳았는데 하이힐은 20년 가까이 신었습니다.

애 낳고는 다행히도 하이힐 신을 일이 없어 굽이 3cm 정도 되는 낮은 굽의 신발로 바꿨는데, 2년 전부터 엄지발가락 뼈가 조금씩 나오기 시작했습니다. 신발이 튀어나온 엄지발가락에 닿을 때마다 조금씩 아팠지만 신발을 벗으면 괜찮아지곤 해서 별다른 조치는 취하지 않았습니다. 그런데 시간이 지날수록 신발을 신을 때마다 아픔이 점점 심해졌습니다.

또 엄지발가락이 휘니 도미노 현상처럼 다른 발가락도 쏠리기 시작하더군요. 신발에 뼈가 최대한 닿지 않게 하려고 발바닥에 힘을 주다 보니 발가락 밑의 신경에 무리가 가서 신발에 닿을 때마다 아팠습니다. 나중에는 발바닥과 발뒤꿈치까지 화끈거렸습니다. 임시방편으로 붕대와 반창고를 발가락 밑에 붙여 보기도 하고 나중엔 목욕탕에 가서 살 정도였습니다. 찬물과 더운물을 왔다 갔다 하며 발을 담그면 통증이 어느 정도 사라지더군요. 하지만 그건 순간적인 치료일 뿐이었지요.

그러다가 큰맘을 먹고 2007년 6월, 왼쪽 발에 무지외반증 수술을 했습니다. 튀어나온 뼈를 깎고 휜 뼈를 교정해 주는 수술을 받았습니다. 수술 후 한 달이 지났는데 이젠 발모양이 예쁘게 바로 잡히고 걸을 때 뼈가 스치지 않으니 통증도 사라졌습니다. 아직까지 발바닥이 조금 부어 있긴 합니다. 수술 한 번으로 간단히 통증을 제거할 수 있었는데 왜 그동안 바보

멋을 내는 일도 중요하지만
건강이 더 중요하다는 것을 꼭 기억하세요.
무지외반증은 아주 조금씩 진행되다가
저처럼 중년이 돼서 발병합니다.

처럼 살았는지 후회스럽더군요.

진료를 받으면서 한 가지 놀라운 사실을 알게 되었습니다. 무지외반증이 유전적인 영향이 있다는 것이었습니다. 제 아버지도 무지외반증으로 발가락이 심하게 휘어 당신 혼자 발가락 사이마다 헝겊을 잘라 넣고 붕대로 감아서 생활하셨던 기억이 납니다. 그 당시엔 무좀인 줄 알았는데 지금 되돌아보니 발가락이 서로 얽힌 아주 심한 무지외반증이셨습니다. 아버지도 수술을 하셨더라면 삶을 편안하게 사셨을 텐데 하는 안타까움이 듭니다. 물론 당시엔 그런 일은 꿈도 꾸지 못했지요.

이젠 신발도 아무거나 신지 않습니다. 비용이 더 들더라도 앞이 넓고 밑창에 쿠션을 덧대어 발에 맞춰 신습니다. 신발이 이렇게 중요한지는 발이 아프기 전엔 몰랐습니다. 지금 젊은 여성들이 굽 높은 샌들을 신고 페디큐어를 바르고 돌아다니는 것을 보면 부럽기도 하지만, 한편으로는 "저러면 나중에 큰 고생을 하는데…" 하는 마음에 걱정도 됩니다.

멋을 내는 일도 중요하지만 건강이 더 중요하다는 것을 꼭 기억하세요. 무지외반증은 아주 조금씩 진행되다가 저처럼 중년이 돼서 발병한다는 것을요.

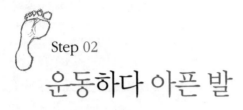

Step 02

운동하다 아픈 발

발목 염좌
삐끗할 때 주의하세요

발목 염좌 역시 족저근막염처럼 일상에서 자주 겪는 질환이다. 운동을 할 때, 계단에서 내려올 때, 높은 곳에서 뛰어내렸을 때 발이 삐끗하는 경우가 있다. 혹은 길을 걸을 때 튀어나온 돌을 밟거나 헛디딜 때에도 발목이 삐끗한다. 이를 발목 염좌라 한다. 즉 발목이 삐끗하거나 접질린 상태를 말한다.

우리가 흔히 발목이 삐었다고 얘기하는 것은 발목 관절의 뼈와 뼈를 이어 주는 인대가 늘어나거나 끊어지는 것으로 그 종류나 치료법이 일반인들이 생각하는 것 이상으로 매우 다양하다. 가장 흔한 손상은 발목 관절의 외측부 인대 손상으로 손상 후 발목의 바깥 부위가 붓고 멍이 드는 것이다.

원인 모르게 발목이 아프다고 병원을 찾는 환자들을 진단하면 상당수가 오래 전에 발목을 살짝 삔 적이 있다거나 삐긋하기를 잘한다고 대답한다. 이 경우 대부분의 사람들은 자신이 부주의해서 일어난 사소한 일이라고 여기고 병원을 찾지 않는다. 처음에 조금 아프다가 이내 괜찮아지기 때문이다. 하지만 발목을 접질리거나 삐었는데도 괜찮다고 그냥 넘어가면 나중에 아픈 발목에 '발목 잡히는 일'이 생길 수 있으니 주의해야 한다.

원인 발목은 절대로 그냥 서 있는 상태에서는 삐지 않는다. 대부분 도약을 하고 내려오다가 상대방 발을 밟거나 착지할 때 발끝의 바깥이 먼저 닿으면서 발목이 돌아가면서 삐게 된다. 또 계단을 내려오다가 발을 헛딛는 경우에도 발생한다.

예방 발목을 자주 삐는 사람은 평소에 발목 강화 운동을 하는 것이 좋다. 집이나 사무실 의자에 앉아 엄지발가락으로 허공에 글씨를 쓰듯 다양한 각도로 움직여 주는 방법도 발목 강화에 도움이 된다.

평소에는 발바닥과 볼이 편안한 신발을 신고, 운동을 할 때에는 각 운동에 맞는 전문 운동화나 발뒤꿈치를 잘 감싸는 신발을 신는 것이 좋다. 발에 생기는 질환의 대부분은 잘못된 신발 착용에서 시작된다는 것을 명심해야 한다.

눈을 감고 한 발로 서서 중심 잡는 운동은 발목 강화에 도움이 된다.

운동에서의 발목 염좌

발목 염좌는 운동을 할 때 자주 발생한다. 농구, 축구, 테니스 등 도약과 멈춤 및 발목의 뒤틀림이 자주 반복되는 운동이나 불규칙한 지면에서 이루어지는 야구 등을 할 때 발목 염좌가 일어나므로 특히 주의해야 한다. 운동선수라면 선수생활에 치명적이 될 수 있으므로 발목 염좌가 일어나지 않도록 언제나 주의해야 한다.

치료 발목을 삐끗했을 초기에 가능한 한 빨리 냉찜질이나 소염진통제, 부목 등을 사용해 응급처치를 한다. 이후 병원에서 문진, 신체검사를 받고, 부상의 정도가 심하면 혈액검사, 엑스레이 검사, MRI 검사 등을 통해 정확한 진단을 받는 것이 중요하다. 부상 초기에는 물리 치료 등으로도 치료할 수 있지만 인대가 손상되었다면 관절내시경을 이용해 인대의 손상 정도를 파악하고, 인대를 정상적인 위치와 강도로 봉합하는 '인대재건술'이 필요할 수 있다.

이 수술은 인대를 거의 정상적으로 회복시키기 때문에 효과도 좋고, 수술 후 6주부터는 일상생활이 가능하다. 습관적으로 발목을 삐는 경우라면 연골 손상도 의심해 봐야 한다. 손상 정도에 따라 관절내시경을 이용해 손상된 연골을 다듬거나 자신의 연골을 이용한 '자가연골이식술' 등으로 치료할 수 있다. 발목 염좌는 정형외과 및 스포츠 의학의 특수한 몇 몇 경우를 제외하고는 깁스를 잘 사용하지 않는다.

발목 염좌 치료에 있어서 가장 문제되는 것은 만성적 재발이다. 따라서 올바른 초기 치료가 중요하다. 대부분 골절은 발생하지 않으나 반드시 엑스레이를 찍어 골절 여부를 확인해야 한다. 왜냐하면 골절 여부에 따라 치료법이 서로 달라지기 때문이다.

일반적인 초기 치료법은 휴식, 얼음 찜질, 압박붕대, 발을 심장보다 높이 올리고 있는 것, 그리고 진통소염제의 투여와 물리 치료다.

치료를 제대로 하지 않으면

발목 염좌는 사소한 질환이나 실수가 아니다. 발목 염좌의 가장 많은 합병증은 반복적으로 발목을 삐는 경우다. 발이 삐끗해서 접질렸을 때 초기 고정이 잘되지 않은 경우 발목 인대가 늘어난다. 이런 경우 울퉁불퉁한 길을 걸을 때 매우 불안정하다고 느끼며, 계단을 내려갈 때도 역시 불안함을 느낀다.

또 다른 하나는 지속적 통증과 부종이 발생하는 경우다. 이러한 합병증이 발생하는 가장 큰 원인은 불완전한 치료에 있다. 즉 붓기와 통증만 없어지면 치료를 끝내는 것이다. 그러므로 완전한 발로 돌아갈 때까지 치료를 소홀히 해서는 안 된다.

족근동증후군
발을 계속 삘 때

우리는 일상에서 자주 발목을 삔다. 특히 아동기와 청소년기에 절제된 행동을 하지 않고 부주의하게 뛰어놀거나 과도한 운동을 할 때 발목을 쉽게 삔다. 이 시기에는 치유 능력이 좋아 몇 번의 치료나 자가 치료로 원상 회복이 가능하지만 성인이 되어 발목을 삐면 생활에 많은 불편을 초래하고 2차적 질환이 동반될 수 있다.

발목을 한 번 삐는 것은 큰일이 아니지만 같은 곳을 계속 삐게 되어 발목 관절이 압박을 받으면 발목 휨 현상이 온다. 발목을 자주 삐는 사람은 족근동이라 부르는 발목뼈에 분포하는 신경이 손상되거나, 인대가 늘어날 수 있다. 이런 증상을 족근동증후군이라 한다. 장기간 발목 부위가 계속 뻐끗하고 칼로 도려내는 듯한 통증이 밀려오는 느낌이 있다면 족근동증후군을 의심해 보아야 한다.

예방 편한 신발을 신고, 길을 걸을 때 주의를 기울이는 것이 최선의 방법이다. 자주 발목을 삐는 사람은 계단, 경사진 길을 걸을 때 주의하고, 운동 전후에는 스트레칭을 충분히 한다. 운동을 처음 시작하는 사람은 전문가의 조언을 받아 교과서적으로 하는 것이 좋다.

치료 족근동증후군은 단순 영상검사로는 진단이 어려워 섬세한 진찰 및 관절조영술, 관절내시경, MRI 같은 첨단 장비들로 정확한 진단을 해야 한다. 치료는 주사 치료와 관절내시경 시술을 통해 직접 인대를 봉합하거나, 손상된 신경을 치료한다. 관절내시경은 상처를 최소화하고 효과를 높이는 시술로 회복과 일상 복귀가 빠른 장점이 있다.

발목 인대 손상
무리한 힘을 주지 마세요

'인대'는 우리가 일상생활에서 많이 사용하는 말이다. 흔히 "인대가 파열됐어" 또는 "운동을 하다가 인대가 끊어졌어"라고 말한다. 인대는 척추동물의 뼈와 뼈를 서로 연결하는 조직이다. 이 조직에 순간적으로 무리한 힘이 가해지거나 외부 충격을 받으면 끊어지고 늘어나기도 한다. 가장 많이 파열되는 곳은 발과 무릎의 인대다.

발목 인대 손상은 농구나 배구 등에서 도약을 하고 착지할 때, 계단을 내려오다가 발을 헛디딜 때, 산을 내려오면서 헛디뎌 발이 삐끗할 때, 여성의 겨우 하이힐을 신고 버스에 서 있다가 급정차로 발이 삐끗할 때 빈번히 발생하는 질환이다. 특히 체중이 많이 나가는 사람이나 불편한 신발을 신은 경우 일어나기 쉽고, 발 구조가 변형된 사람에게는 더욱 많이 일어난다.

증상　　발목의 바깥쪽 부위가 부어오르고 통증이 생기며 심하면 피멍이 든다. 인대가 파열되면 제대로 걷고 뛰는 일이 어려워지며 운동은 할 수 없게 된다. 간혹 출혈이 생기기도 한다.

예방 운동을 하기 전 충분한 스트레칭과 준비 운동을 하며, 농구나 배구 등을 할 때 특히 주의를 기울인다. 계단을 내려올 때, 산에서 내려올 때 발을 헛디디지 않도록 하고, 하이힐을 신었을 때 걸음걸이에 신경을 쓰도록 한다.

치료 인대가 파열되면 당장 걷는 일에 큰 지장을 주지는 않는다. 그래서 대부분의 사람들이 통증을 느끼기는 하지만 병원 가는 일을 차일피일 미룬다. 그러나 적절한 치료를 통해 손상된 인대를 회복시키지 않으면 만성적인 인대 불안정성을 야기한다. 그러므로 인대에 이상을 느끼면 즉시 병원을 찾도록 한다.

급성 족관절 인대 손상이 발생했을 때는 'RICE요법'을 사용한다. 즉, 쉬고Rest, 냉찜질하고Ice, 압박하고Compression, 들어올리기Elevation 요법이다. 만성 인대 불안정성 및 결손이 발생했을 때는 인대재건술 또는 인대복원술로 치료한다.

이 수술은 문제가 발생한 발목 내에 카메라가 달린 관절내시경을 삽입해 관절 속의 이물질과 손상된 연골을 정리하는 수술이다. 수술 과정을 모니터를 통해 확대해서 볼 수 있기 때문에 정확한 치료가 가능하며 CT(컴퓨터단층촬영)나 MRI 같은 특수 촬영으로도 파악하지 못한 질환 상태까지 정확히 진단하는 첨단 기법이다. 발목 인대 재건은 무릎과 달리 다른 인대를 통해 수술하는 것이 아니라 본인 발목 주변의 연부조직을 이용해 수술한다. 따라서 절개 부분이 작고, 비교적 짧은 수술 시간으로 만족도가 매우 높다.

아킬레스건염
운동할 때 주의하세요

　평소 운동량이 적은 상태에서 갑작스럽게 무리한 운동을 하면 아킬레스건에 심하게 체중이 걸려 염증과 통증이 생긴다. 이것을 '아킬레스건염'이라고 한다. 발뒤꿈치에 붙어 있는 장딴지 근육의 힘줄인 아킬레스건에 염증이 생기는 질환이다.

　아킬레스는 원래 그리스신화에 등장하는 영웅의 이름으로 호메로스의 서사시 《일리아스》의 중심 인물이다. 바다의 여신 테티스와 펠레우스 왕의 아들로, 어머니인 바다의 여신이 그를 불사신으로 만들려고 황천의 스틱스 강물에 몸을 담갔는데, 이때 어머니가 손으로 잡고 있던 발뒤꿈치만은 물에 젖지 않아 치명적인 급소가 되고 말았다. 아킬레스건이라는 이름도 여기서 유래했다.

　아킬레스건이란 발을 바닥 쪽으로 움직이게 하는 힘줄로 뒤꿈치

 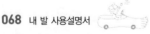

를 들어 올릴 때 강하게 작용하는 근육을 말한다. 아킬레스건은 인체에서 가장 굵은 건으로 체중의 10배 정도의 힘을 반복적으로 견딜 수 있다.

이 부위의 통증은 장거리 육상 선수에게 아주 흔하며 최근 생활양식의 변화로 인해 점점 앉아 있는 시간이 많아짐에 따라 근건 조직의 약화로 인한 아킬레스건의 파열도 증가 추세에 있다. 아킬레스건염이 발생하면 초기에는 아킬레스건 부위가 붉어지거나 열이 나면서 붓고, 운동 전후 종아리 뒤쪽에 통증이 생긴다. 주로 도약 동작이 많고 발끝에 힘이 많이 들어가는 농구나 축구를 할 때, 또는 장시간 달리기를 할 경우에 생긴다. 염증이 심해지면 발뒤꿈치의 혈액순환을 방해해 세포가 죽고, 죽은 세포가 순환되지 않고 힘줄에 박혀 있다가 아킬레스건이 파열될 수도 있다.

원인 아킬레스건 손상은 근육이 지탱할 수 있는 능력을 넘어설 때 일어난다. 대부분 일회적으로 오기보다는 장기간에 걸쳐 서서히 나타나며 퇴행성 변화 및 염증을 동반한다. 다음은 아킬레스건 손상을 가져오는 원인들이다.

1. 급격한 운동을 했을 때

2. 운동 후 제대로 회복을 하지 못했을 때

3. 쿠션 없이 딱딱한 바닥에서 운동을 했을 때

4. 뒷굽이 낮은 신발, 뒷굽이 딱딱한 가죽 신발, 외측부가 부적당
   하게 높은 신발을 신었을 때

5. 아킬레스건 자체의 유연성이 감소됐을 때

6. 제한된 족배 굴곡과 같이 운동 범위가 감소됐을 때

증상   아킬레스건염은 간혹 점진적으로 증상이 나타나며 아침에 일어났을 때 동통과 강직을 느낀다. 이러한 통증은 산책이나 아킬레스건 부위에 열을 가했을 때(예를 들면 워밍업, 더운 물 샤워) 감소한다.

아킬레스건의 부분 파열은 통증의 시작이 대부분 갑작스러우며 아침에는 통증이 적으나 활동을 하면 심하게 된다. 아킬레스건 부위에 갑작스럽고 심한 통증과 현저한 무력감이 있을 경우에는 완전 파열의 가능성이 많다. 이러한 파열은 대부분 건염 및 국소 퇴행 변화를 동반하며 파열이 될 때까지 증상이 전혀 없는 경우가 많다.

예방   아킬레스건염은 매일 운동을 하는 운동선수

보다는 가끔 운동을 즐기는 일반인들에게 더 흔하다. 그러므로 매일 적당한 운동을 하고, 운동 전후에 준비 운동과 마무리 운동을 해주어야 한다.

쿠션이 적당하지 않은 신발을 신으면 아킬레스건뿐만 아니라 발 전체에 손상을 주게 된다. 단단한 지면을 달릴 때는 더욱 주의가 필요하다. 아킬레스건의 부담을 줄여 주기 위해서는 발 앞부분보다 뒤꿈치가 12~13mm 정도 높고 발등 부위가 유연한 신발을 고르는 것도 예방을 위한 한 가지 요령이다. 또한 신발의 뒤꿈치 부위가 아킬레스건을 압박하는 경우에는 패드를 대어 자극을 줄이는 것이 좋다.

평상시 바르게 선 자세에서 양쪽 발을 번갈아 돌리거나, 앉은 자세에서 발을 손으로 잡고 충분히 돌리는 것도 부상 방지에 좋은 예방법이다. 운동 후 얼음 마사지를 하는 것도 예방에 도움이 된다.

치료 대부분의 사람들은 발에 부상을 입어 통증이 생겨도 심하지 않으면 그냥 방치하는 경우가 많다. 그러나 통증이 잠시 완화됐다 하더라도 근본적인 치료가 없을 경우 재발하거나 악화될 수 있기 때문에 사전 예방과 함께 적절한 치료도 중요하다.

아킬레스건염이 생기면 당분간 운동을 중지하고 얼음 찜질로 안정을 취한 후 증상이 완화되면 온열요법으로 혈액순환을 시켜 주면 좋다. 만일 걷기 어려울 정도라면 발뒤꿈치를 감싸 주는 보조기(깔창)나 석고 고정 등으로도 통증을 완화시킬 수 있다. 심하지 않은 경우 무리하지 않고 휴식을 취하면 1~2주 후에 회복된다. 하지만 습관적으로 재발해 일상생활에 큰 지장이 있다면 아킬레스건 일부를 잘라 주는 수술을 받아야 한다.

후유증이 거의 없는 최소절개봉합술

그동안 아킬레스건 회복술은 뒤꿈치를 길게 절개해 다리 뒤쪽의 수술 흔적이 남거나 긴 절개로 인한 후유증이 있게 마련이었다. 그러나 최근 도입된 최소절개봉합술은 이러한 단점을 보완한 새로운 수술법이다.

최근 의료시술의 트렌드는 상처를 최소화하고 효과를 높이는 것이라 할 수 있는데, 최소절개봉합술은 적게 절개하고, 짧은 수술시간으로 후유증이 거의 없고 흉터도 적게 남는다. 또한 회복 속도가 빨라 사회적으로 바쁜 현대인에게 더욱 적당한 수술이다.

아킬레스건 수술 후 관리 요령

아킬레스건 봉합술은 보행에 직접적인 연관이 있으므로 수술 후 관리 여부가 무엇보다 중요하다. 특히 이런 파열은 운동이 부족한 중장년층 남성에게 많이 나타나기 때문에 전문가의 조언에 충실하게 따르는 것이 중요하다. 자칫 방심하거나 무리했다가는 수술 후 부작용이 생길 수 있으니 특별한 주의가 필요하다. 아킬레스건 수술 후의 관리 요령을 알아보자.

1. 재활 치료의 첫걸음은 의사의 지시를 잘 따르는 것이다. 제대로 따르지 않으면 힘줄이 붙더라도 늘어난 위치에 붙어 수술의 효과가 떨어지게 마련이다. 이렇게 늘어난 위치에 붙은 힘줄은 오르막길을 가거나 뛸 때 장애가 생긴다.

2. 수술 후 6~8주간 석고 고정이나 보조기 착용 후 운동 치료 등으로 3개월 정도 후면 일상생활(운동 포함)이 가능하다. 재활 치료 중에는 무리한 운동은 삼가야 한다.

3. 의사의 지시가 있을 때까지 절대 보조기 착용을 임의로 빼서는 안 된다. 수술 후에 임의대로 보조기를 빼고 걷거나 운동하다

 아킬레스텐던염

아킬레스텐던염은 아킬레스건염과 다르다. 텐던염은 여성에게 많이 발생하는데 골반의 이상이나 발의 이상으로 체중이 한쪽으로 기울어지면서 나타나는 질환이다. 걸을 때 엉덩이가 한쪽으로 치우치는 경우에 많이 발생하는데 많이 걷거나 오래 서 있을 때 한쪽에 통증이 일어난다.

텐던염에 걸리면 발목의 두께가 차이가 많이 나기 때문에 발목의 두께로 간단히 진단할 수 있다. 흔히 종아리가 통으로 되어 있다고 말하는 것이 이러한 경우다. 아킬레스텐던을 만지면 마치 부종이 있는 것처럼 쑥 들어가는데 만성 염증으로 그러한 현상이 나타난다.

다시 파열되는 경우가 많다. 그러나 너무 오랜 시간 보조기에 의지하면 오히려 발목이 가늘어지고 근력이 약해진다는 것도 명심해야 한다.

4. 걷기 운동은 수술 후 3개월까지는 30분 이내로 하고, 일주일 간격으로 시간을 조금씩 늘려 준다.

5. 평소 일상적인 활동량을 점차 늘려도 되지만 무리하면 안 된다.

발목 연골 손상
격한 운동 시 주의하세요

발목 연골 손상은 농구, 테니스, 달리기 등 격한 운동을 할 때 생기는 대표적인 발 질환이다. 한 번 손상된 연골은 혈액이 통하지 않아 재생이 힘들고, 손상이 계속 진행된다. 자주 발목이 삐끗하는데, 이런 증상을 방치하면 발목뼈가 충돌해 연골이 마모된다. 발목은 무릎보다 훨씬 작고, 26개의 뼈로 이뤄져 내시경으로 보지 않는 한 어느 정도 손상을 입었는지 가늠하기 힘들다. 삐끗한 발목을 오래 방치하면 관절염으로 진행된다.

발목을 다치면 대부분의 사람들은 '조금 삐었구나' 하면서 소홀히 여기는 경우가 많다. 다행히 대부분의 환자들은 저절로 회복이 되지만 발목 안의 연골 손상이 발생한 경우에는 시간이 지나도 원상대로 회복되지 않는다. 또 무릎에서처럼 발목에도 관절염이 올 수 있어 심한 경우 인공관절이 필요할 수도 있다.

만성적인 발목 염좌, 즉 큰 충격이 아님에도 불구하고 발목이 자꾸 삐게 되는 경우에는 두 가지 치료를 받아야 한다. 첫째는 기능을 못하는 외측 인대를 재건해야 되며, 둘째는 발목 안에 발생한 연골 손상을 관절내시경을 통해 치료해야 된다. 발목이 삐면서 발생하는 대표적 연골 손상은 '박리성 골연골염'이다. 이는 주로 발목 안의 거골에 연골이 손상되는 질환이다.

 치료　　발목 연골 손상은 관절내시경을 이용해 치료한다. 이 방법에는 연골 손상 부위를 다듬어 주는 변연절제술과 미세천공술이 있다. 미세천공술은 연골이 닳아 뼈까지 노출된 경우 뼈에 미세한 구멍을 만들어 피가 나게 함으로써 정상 연골과 비슷한 연골을 재생하도록 돕는 방법이다. 박지성 선수가 무릎에 미세천공술을 받은 것으로 알려져 있다. 미세천공술은 원래의 연골이 아닌 약한 연골로 재생되기 때문에 수술 후 주의해야 하며 물론 재활이 중요하다.

연골 손상 부위가 광범위한 경우에는 연골을 이식하게 되는데 자가 골연골 이식술과 자가 연골 배양이식술이 있다. 자가 골연골 이식술은 무릎에서 뼈와 연골을 함께 채취하여 발목 관절 안에 이식하는 것으로 전통적인 연골 이식 방법이다. 최근에는 무릎 등에서 본인의 연골을 소량 채취 배양시켜 이식하는 자가 연골 배양이식술이 시도되고 있다.

　대부분의 사람들은 발목이 아파도 '저절로 낫겠지' 하는 마음으로 방치하고 지내는 경우가 많다. 그러나 발목의 질환은 생각 이상으로 골치가 아플 수 있다. 그러므로 조기에 진단하여 치료를 하는 것이 최선의 방법이다. 바닥과 볼이 편안한 신발을 신고, 운동을 할 때는 전문 운동화나 발뒤꿈치를 잘 감싸는 신발을 신는 것이 좋다.

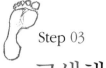

Step 03

고생해서 아픈 발

족저근막염

발바닥 힘줄 파열

족저근막염은 이름은 생소하지만 우리가 일상에서 많이 겪는 질환이다. 전체 인구의 약 10%에서 발생할 정도로 흔한 질환이기도 하다. 마라톤, 조깅 등 발바닥에 하중이 많이 실리는 운동을 하면 발바닥 자체의 힘줄이 부분 파열되어 발바닥에 통증이 발생하는 경우가 많다.

발바닥에는 족저근막이라는 근육이 있다. 이 근육은 발바닥에 전해지는 충격을 스프링처럼 흡수하는 중요한 역할을 한다. 발바닥을 활용하는 과도한 운동 때문에 이 근육에 이상이 생기는 질환을 족저근막염이라고 한다. 알기 쉽게 애기하면 발이 지면에 닿을 때마다 발바닥에 심한 통증이 나타나는 것이다. 족저근막에 염증이 생기면 발바닥이 붓고 발바닥과 뼈가 만나는 곳에 통증이 온다. 심한 경우에는 걸어 다니지 못할 정도가 된다.

일반적으로 운동을 처음 시작하거나 갑자기 운동량을 늘려서 발에 긴장을 가할 때 발생한다. 발바닥 뒤쪽에서 통증을 느끼며 이 통증은 아침에 일어날 때, 또는 앉았다가 일어날 때 가장 심하다. 그 이유는 처음 몇 걸음 옮길 때에 발바닥의 근막이 긴장되기 때문이다. 서 있지 않으면 증상이 나아진다. 주된 원인은 엄지발가락을 올린 상태에서 체중을 발바닥에 실을 때 발바닥 근막이 심하게 스트레스를 받기 때문이다.

보통 야외 활동이나 운동으로 발바닥을 오래 사용할 경우에 발생해 운동을 많이 하는 사람에게만 발생한다고 알려져 있는데 꼭 그렇지는 않다. 발바닥 근육의 유연성이 떨어지는 중년기의 퇴행성 변화로도 흔히 생긴다. 평소 운동을 하지 않던 40~50대 중년 여성들이 갑자기 무리하게 걷거나 운동을 시작하면 발바닥에 스트레스와 충격을 받는데, 발바닥이 그 충격을 견디지 못해 통증이 생기는 것이다.

힘찬병원 족부클리닉에서 2008년 3월부터 7월까지 5개월간 족저근막염으로 병원을 찾은 환자 603명을 조사한 결과, 40~50대 여성이 498명으로 82.5%를 차지했을 정도로, 40~50대 여성에게 많이 나타나고 있다.

원인 족저근막염의 원인으로는 과도한 운동(마라톤, 등산, 조깅 등), 급격한 체중 증가나 비만, 노화로 인한 족저근막의 퇴화가 있다. 또한 족저근막염은 오래 서 있는 사람이나 평발이나 아치가 높은 발을 가진 사람에게서 자주 발생한다.

예방 족저근막염을 예방하기 위해서는 발바닥에 충격을 덜 주는 쿠션이 좋은 신발을 신는 것이 좋다. 그리고 마라톤이나 조깅 등을 할 때 충분히 스트레칭을 하고 무리한 운동을 하지 않는다. 또한 평소에 발바닥을 긴장시키는 간단한 스트레칭 동작을 꾸준히 하면 예방에 도움이 된다.

오랫동안 치료해도 완치되지 않는 이유

족저근막염은 모든 질병이 그렇듯 100% 완치되지 않는 경우가 있다. 그 이유에는 여러 가지가 있지만 다음과 같을 때 효과가 저조

할 수 있다.

1. 비만 여성으로 아픈 기간이 1년 이상인 경우

2. 양측 발꿈치가 모두 아픈 경우

3. 평발 혹은 아치가 높은 경우

4. 치료를 받으면서도 계속 오랫동안 서서 일하는 경우

5. 발에 스테로이드 주사(뼈주사)를 여러 번 맞은 경우

6. 류머티즘이나 통풍성 관절염 환자

치료 족저근막염을 오랫동안 방치하면 만성적인 발뒤축의 통증과 함께 일상생활에 제한을 받는다. 또 보행 습관이 변하여 전족부, 무릎, 엉치, 허리에도 통증이 오므로 가급적 빨리 치료를 받아야 한다.

족저근막염의 진단을 내리기 위해서는 초음파 검사를 한다. 이 검사는 비교적 비용이 저렴하고 간편하면서 정확하게 진단할 수 있기 때문에 널리 쓰인다. 수술이 필요한 경우 MRI를 사용하기도 한다.

초기에는 휴식을 취하거나, 편하고 부드러운 신발로 교환하고 발 바닥과 장딴지의 스트레칭을 꾸준하게 해주는 등 몇 가지 생활습관을 고치는 것으로 대부분 호전될 수 있다. 그러나 만성으로 진행되

거나 보행 장애가 올 만큼 통증이 심한 경우에는 체외 충격파 시술이나 족저근막 절개술 등으로 치료받아야 한다.

족저근막염의 치료 과정

족저근막염의 치료 과정은 다음과 같다.

1. 아킬레스건 스트레칭

2. 기능성 깔창 치료

3. 약물요법 : 소염제 투여

4. 물리 치료

5. 위의 과정으로 호전되지 않으면 수술을 한다.

족저근막염은 꼭 수술로 치료해야 하는 질환은 아니다. 발바닥이 붓고 통증이 있을 때에는 운동을 쉬면서 얼음 찜질을 해서 염증을 가라앉힌다. 보통은 얼음 찜질과 휴식만으로도 통증을 줄일 수 있다. 또 소염진통제를 먹으면 완화될 수 있다.

하지만 심한 통증이 느껴진다면 반드시 병원을 찾아 지속적인 치료를 받아야 한다. 병원에서는 보통 '체외 충격파'를 통해 치료할 수 있다. 이 시술법은 아픈 부위에 충격파를 쏴서 통증에 대한 신경의 민감도를 낮추는 방법이다. 2~3회 정도만 받으면 되는데 수술에 대한 부담도 없고 치료 효과는 약 75~85% 정도다.

발등 결절종
물혹이 차는 질환

발등 결절종은 매우 귀찮은 질환이다. 발등의 작은 뼈와 뼈의 관절 부위에 끈적끈적한 액체가 차 있는 물혹이 생긴 상태다. 이 발등의 혹이 감각신경을 압박하면 신발과 닿아 이 부위가 눌리면서 심한 통증을 유발한다. 주로 혹 형태로 나타나며, 평소 발등을 꽉 죄거나 딱딱한 신발을 장시간 신거나 발등에 지속적인 자극이나 충격을 받는 경우에 생긴다.

예방 평소 발등을 꽉 조이지 않는 신발을 신는 것이 좋다. 또 장시간 신발을 신고 있어야 할 때는 한 시간에 한 번 정도 신발을 벗어 발등에 가해지는 압박을 풀어 주고, 손으로 발등을 부드럽게 마사지해 준다.

치료 혹이 생긴 부위를 특별히 자극하지 않는다면 치료를 하지 않더라도 자연스럽게 크기가 줄거나 통증이 없어지기도 한다. 하지만 마찰과 압박이 지속적으로 가해지면 크기도 커지고 통증도 심해져 신발을 신고 걷기가 힘들어질 정도가 될 수 있다.

우선 신발과의 마찰을 줄이는 것이 가장 중요하다. 조금 큰 치수의 신발을 신거나 끈으로 발등의 둘레를 조절할 수 있는 신발을 신어 아픈 부위가 덜 눌리게 하는 것이 좋다. 약물을 이용해 통증을 줄이고 혹이 더 커지지 않게 할 수도 있다.

하지만 상태가 호전되지 않거나 혹이 커질 경우에는 발등의 관절이나 인대 주위의 원인 조직을 절제하는 수술을 통해 해결할 수 있다. 수술은 부위에 따라 절개를 많이 해야 하는 경우도 있으나 최근에는 작은 절개 부위를 통한 관절경 수술이 가능하다.

피로 골절
가볍게 보면 안 되는 골절

골절은 뼈의 연속성이 완전하게 또는 불완전하게 소실된 상태를 말한다. 외부의 힘이 강해서 뼈가 부분적으로 또는 완전히 이단離斷된 상태다. 쉽게 말해, 뼈에 금이 가거나 부러지는 것을 말한다. 부서진 뼈에 의해 신경이나 혈관 등이 손상을 받을 수 있으며, 더욱 위급한 상황을 일으킬 수도 있다.

피로 골절은 피로의 누적으로 인해 골절이 되는 상태를 일컫는다. 피로 골절은 보통 불완전 골절이지만 방치하면 완전 골절에 이를 수도 있어 절대 가볍게 봐서는 안 된다.

달리기를 과격하게 하면 뼈를 둘러싸고 있는 근육은 스스로가 버틸 수 있는 힘의 한계에 도달한다. 이때 땅에 발을 디딜 때마다 체중이 실리면서 가해지는 충격을 근육이 흡수하지 못하고 그 충격이 그대로 뼈에 전달된다. 이를 피로 골절이라 한다. 또는 뼈에 붙어 있는 근육이 반복해서 뼈를 잡아채면서 이것이 누적되어 뼈의 내성 한계를 넘어서면 피로 골절이 발생한다.

증상 피로 골절이 찾아오면 다리가 부어오르고 누르면 통증이 있다. 달리기 중에 근육에 경련이 일어나면 바로 훈련을 중지해야 한다. 걸을 때도 통증이 계속되면 완전 골절의 우려가 있으므로 바로 전문의에게 진찰을 받도록 하고 테이핑요법이나 아치서포터arch supporter를 해야 한다.

치료 피로 골절은 피로가 누적되어 생기는 것이므로 4~8주간의 휴식이 가장 바람직하다. 경우에 따라서는 피로 골절이 완전 골절로 진행될 수도 있으므로 의사의 진단 아래 석고로 고정하는 경우도 있다. 완치까지 통상 3~4개월의 요양이 필요하다.

피로 골절의 가장 좋은 치료법은 휴식하면서 회복을 기다리는 것이다. 아픈 부위를 따뜻하게 해주고 가능한 한 움직이지 않는 것이 좋다. 휴식 후 통증이 완전히 사라져도 곧바로 운동을 시작해서는 안 되며 가벼운 조깅부터 천천히 시작해야 한다. 피로 골절은 근본적으로 과격한 손상이다. 격심하게 운동을 했다거나 과도한 중노동을 하거나 오랫동안 걸을 경우 생긴다. 그러므로 다리의 피곤을 풀어 주는 것이 가장 좋은 방법이다.

발목 관절염
발 질환의 대표선수

관절염은 많은 사람들이 겪는 고통스러운 발의 병이다. 관절이란 뼈와 뼈가 만나는 부위로, 이곳이 부드럽게 운동할 수 있도록 연골, 관절낭, 활막, 인대, 힘줄, 근육 등으로 구성되어 있으며, 움직임에 따라 발생하는 충격을 흡수하는 역할을 한다.

이곳에 염증이 생기는 것을 관절염이라 하며 그 원인은 여러 가지다. 발목 사이에는 물렁뼈가 있는데 이 뼈가 외부 충격이나 외상 등으로 닳게 되면 뼈끼리 부딪쳐 발목 관절에 염증이 생긴다. 이런 상태를 발목 관절염이라고 하는데, 심한 통증 때문에 잠을 설치고 걷기도 힘들어진다. 그러나 관절에 통증이 있다고 해서 모두 관절염이라고 할 수는 없으며, 붓거나 열이 동반되어야 관절염이라고 할 수 있다.

발목 관절염이 있을 경우 원인과 종류, 현재의 상황을 정확히 파악하는 것이 가장 중요하다. 즉 급성인지 만성인지, 관절 자체의 문제인지 관절 주위의 문제인지, 기계적 문제인지 염증으로 인한 문제인지 등을 파악하여 관절염의 원인을 알아내고 정확한 진단을 내려야 한다.

발목 관절염 검진이 필요한 사람

1. 40대 이후의 중년
2. 육체노동을 많이 하는 사람
3. 관절을 많이 사용하는 직업을 가진 사람
4. 평소에 운동을 많이 하는 사람
5. 운동선수

발목 관절염의 종류

1. 류머티즘 관절염 : 관절막에 염증이 생기고 관절막이 증식하면서 연골을 파괴시킨다.

2. 화농성 관절염 : 세균이 연골을 파괴한다.

3. 결핵성 관절염 : 세균이 연골을 파괴한다.

4. 외상성 관절염 : 다쳐서 발생하는 관절염이다. 골절된 뼈를 제대로 맞추지 못해 연골이 상하기도 하고 처음부터 연골이 벗겨지거나 깨져서 관절염이 된다.

5. 원발성 관절염 : 나이가 들면서 관절이 파괴된다.

류머티즘 관절염

류머티즘 관절염은 온몸의 여러 관절을 침범하는 질환으로 발의 관절에도 많이 발생한다. 발 중에서도 발가락 부분에 증세와 변형이 생기는 부분이 많다. 여러 관절이 아프고 부으며 아침에 일어나면 뻑뻑한 느낌이 들고 그 증상이 1시간 이상 계속된다.

초기 류머티즘 질환은 약물 치료와 함께 특수 신발을 신어서 치료한다. 그러나 계속적인 진행을 보이는 변형이나, 변형이 많이 진행되어 보존적 치료로 통증을 완화시킬 수 없는 경우에는 수술을 하는 것이 가장 좋다. 이때 수술 후에도 약물 치료와 신발 치료를 병행하면 효과가 더욱 좋다.

통풍성 관절염

통풍성 관절염은 바람만 스쳐도 아프기 때문에 그런 이름이 붙었다. 중년 이상의 남자에게 많이 발생하나 요즘에는 젊은 남자들도 발병한다. 식생활이 서구화되면서 급격히 증가한 질병 중의 하나다.

이 관절염은 발에 가장 먼저 나타나는데 주로 엄지발가락에 나타나며 화농성 염증과 비슷하다. 벌겋게 붓고 열이 나며 가만히 있어도 몹시 아프다. 엑스레이로 찍어도 나타나지 않는 경우가 많으며 고지혈증, 고혈압, 당뇨병 등과 함께 나타나는 경우가 많다.

특별한 예방법은 없으며 평상시 건강관리와 운동이 중요하다. 식이요법과 약물요법으로 치료한다. 수술을 하는 경우는 드물며 식이요법으로 체중을 정상 범위 이내로 유지하는 것이 무엇보다 중요하다.

발목 퇴행성 관절염

발목 퇴행성 관절염이란 뼈와 근육, 인대의 퇴행화로 인해 관절 기능이 손상되고 염증이 일어나면서 통증이 발생하는 질환이다. 심한 경우 연골뼈가 마모되고 변형까지 진행된다. 전 인구의 10~15%가 앓고 있다고 알려져 있을 만큼 흔한 질환으로 노년층의 관절염은 대부분 발목 퇴행성 관절염이라고 볼 수 있다.

주로 50세 이후에 많이 나타나며 45세 이전에는 남성 환자가, 55세 이후로는 여성 환자가 많은 것이 특징이다. 특히 발목 퇴행성 관절염은 육체노동을 많이 하는 사람, 특정 관절을 많이 쓰는 운동선수나 운동선수가 아니더라도 과격한 운동을 오랫동안 즐기는 등 관절을 무리하게 사용하는 사람들에게 많이 일어난다. 비만인의 경우 정상인보다 2배 정도 많이 발병하므로 정상 체중을 유지하도록 노력해야 한다.

발목 퇴행성 관절염의 원인은 다음과 같다.

1. 관절 부위를 무리하게 사용했을 때

2. 과체중으로 관절에 지속적인 압박을 주었을 때

3. 잘못된 식습관과 생활습관으로 근육과 뼈에 영양이 부족할 때

4. 간 기능과 신장 기능의 저하, 혈액순환 장애가 있을 때

5. 노화가 되면서 퇴행성 변화가 일어났을 때 등이 있다.

치료 관절염 치료 방법은 관절염의 종류에 맞게 여러 가지 방법이 개발되어 있다. 치료를 받는 환자의 나이, 관절염의 종류, 진행 상황, 처한 여건, 과거의 병력 등 여러 가지 상황을 종합적으로 고려하여 시술한다.

약물 요법

진통제는 통증을 완화시키는 데 큰 효과가 있으므로 전문 의사와 상담을 받은 후 복용하도록 한다. 글루코사민으로 대표되는 약물은

일부 광고와 약국에서 관절염에 만병통치약처럼 과장되기도 하지만 관절염 초기에 효과가 있는 것으로 알려져 있다. 뼈 주사로 알려져 있는 스테로이드 역시 의사의 진단과 처방이 있을 경우 부작용은 크게 걱정하지 않아도 된다.

발목 인공관절 수술

발목 인공관절은 질환이나 외상 등으로 일상생활이 힘들 정도로 심한 손상이 발생한 경우에 시술한다. 오늘날에는 새로운 기법인 제3세대 인공관절 수술이 많이 시행된다.

장애가 심해 약물요법이나 물리 치료 등에 반응하지 않는 경우에 특수 합금과 고분자 재료로 만들어진 인공관절을 삽입하여 통증을 줄이는 최신 수술 방법이다.

인공관절 수술을 하면 정상적인 몸을 유지하지 못하고 행동이 자유롭지 않다는 말은 오해다. 잘못될 확률은 미미하다. 따라서 인공관절 수술로 인해 얻는 삶의 즐거움은 수술 부작용이나 문제점과는 비교도 되지 않을 정도로 크다.

수술 연령은 65세 전후가 좋다. 인공관절의 수명이 15~20년이고, 재수술의 경우 처음보다 결과가 떨어지기 때문에 한 번의 수술로 여생을 즐기는 것이 좋다. 또한 너무 나이가 많으면 수술이 어렵고 회복도 늦어 주의가 필요하다.

발목 고정술

관절을 이루는 뼈를 붙여서 움직이지 않도록 하는 수술이다. 일단 뼈가 붙으면 통증은 없어지지만 발목 관절 운동이 잘되지 않는다. 10년 이상 지나면 다른 관절에 관절염이 발생해서 발 전체가 뻣뻣해지는 경향이 있다.

관절내시경 수술

관절내시경 수술은 내시경을 통해 관절 안을 들여다보고 관절의 상태를 파악·진단하는 수술이다. 오늘날 가장 발달된 수술 기술로 알려져 있다.

관절내시경 수술은 최소한의 피부 절개를 한 뒤 정확한 진단과 치료를 할 수 있는 첨단 수술 기법이다.

합병증이 거의 없고, 수술 흉터는 매우 작으며 통증 또한 크지 않다. 관절 회복 운동을 빨리 할 수 있으며 입원 기간 또한 절개 수술보다 훨씬 짧다. 이 수술은 진단과 동시에 치료가 가능하다.

관절염과 영양

관절염 환자들은 바른 자세, 꾸준한 운동과 함께 균형 잡힌 식사가 중요하다. 단백질, 탄수화물, 지방, 비타민, 무기질, 섬유질 등 다양한 영양소를 골고루 섭취하도록 한다. 이러한 균형 잡힌 식사는 적절한 체중을 유지하게 해주고 혈액순환을 원활하게 해서 관절염을 완화시킨다. 특히 비만이 되지 않도록 주의를 기울여야 한다.

 주의하세요!

- 카페인은 과다하게 섭취하지 않는다(커피는 하루에 2잔 이내).
- 지나친 육류 섭취는 관절염에 나쁜 영향을 준다.
- 무리한 운동은 뼈와 관절에 해가 되므로 전문가의 도움을 받는다.
- 건강보조식품 및 대체요법이 모든 사람에게 효과적인 것은 아니다.
- 싱겁게 먹는다.
- 규칙적으로 운동하며, 금연한다.

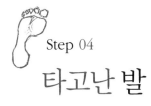

Step 04

타고난 발

평발

극복할 수 있는 질환

우리는 '평발'이라는 말을 자주 사용하지만 그 뜻을 정확히 알지 못해서 오해를 하고 있다. 흔히 말하기를 발바닥이 편평한 발을 평발이라고 한다. 평발은 잘 뛰지 못하고 또 오래 걷지도 못한다고 생각한다. 그래서 "평발은 군대에 가지 않는다."라고 말하곤 한다. 정말 평발은 군대에 가지 않을까? 그렇지 않다. 평발도 군대에 간다. 물론 정확

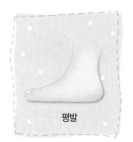

평발

한 검사 후에 결정을 내리지만 평발은 무조건 군대에 가지 않는다는 말은 틀린 말이다. 이것이 평발에 대한 첫 번째 오해다.

두 번째 오해는 평발인 사람들은 운동을 잘하지 못하며 오래 걷거나 달리지도 못한다는 것이다. 정말 그럴까? 세계적인 축구 스타 박지성 선수는 대표적인 평발이다. 그는 평발임에도 축구 선수가 되었다. 그것도 최고의 유럽 무대에서 활약하는 선수다. 그러므로 자신이 평발이라고 해서 장애가 있다고 생각하거나 심각한 병에 걸렸다고 지레짐작해서는 안 된다. 물론 평발을 가진 사람이 정상적인 발을 가진 사람과 똑같이 운동을 할 수 있다는 뜻은 아니다. 평발이 고통을 안겨 주는 것은 사실이다.

그렇다면 평발은 어떤 발일까? 우리의 발을 보면 발 안쪽의 중간 부분이 들려 있다. 이를 발 아치라 한다. 즉 발 안쪽의 중간 부분이 들려 있어서 전체적으로 아치 모양을 하고 있는 것이다. 발을 디디고

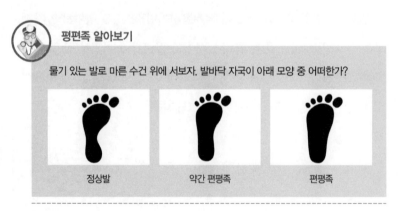

평편족 알아보기

물기 있는 발로 마른 수건 위에 서보자. 발바닥 자국이 아래 모양 중 어떠한가?

| 정상발 | 약간 편평족 | 편평족 |

섰을 때 아치가 정상보다 많이 낮아져서 바닥에 닿을 정도가 되는 것을 평발이라고 한다. 즉 아치가 적은 상태를 평발이라고 한다. 자신이 평발인지 아닌지는 어렵지 않게 판단할 수 있다. 맨발로 서서 발 안쪽의 움푹 들어간 곳에 손을 넣어서 간격이 없으면 평발이다.

우리 주변에서는 간혹 평발인 사람을 볼 수 있는데 평발은 정상적이지 않은 발이기는 하지만 병은 아니다. 즉 평발 자체로는 몸에 어떤 병의 상태를 안겨 주는 것은 아니라는 뜻이다. 그러나 평발은 그로 인해 여러 가지 괴로움을 주는 근원이 된다. 첫째 평발은 오래 서 있거나 걸으면 통증이 발생하고 쉽게 지친다. 그래서 오래 걷거나 운동하는 것을 싫어하게 되어 운동 부족으로 비만이 되기 쉽다. 비만인 사람 중에 평발인 사람의 비중이 높다.

평발과 정상 발의 차이

정상적인 발은 일정한 크기의 아치가 있어 걷거나 설 때 뒤꿈치와 발가락의 뿌리 부분이 지면에 닿고 발의 중간 부분은 살짝 뜬다. 특히 중간 부분의 안쪽이 많이 뜨고 바깥쪽은 거의 지면에 붙어 있는 모양이 정상이다. 이러한 아치는 걸을 때 발에 쿠션 역할을 하고, 앞으로 나갈 때 추진력을 준다.

그러나 평발은 아치가 없으므로 발바닥이 편평하여 발바닥 전체가 지면에 닿는다. 아치가 없는 평발은 걸을 때 정상적인 발보다 효율이 떨어져 에너지가 많이 필요하다. 조금만 걸어도 쉽게 피로감을 느끼고, 추진력도 적어 달리기를 하는 데도 어려움을 느낀다.

후천적 평발이 더 무섭다

평발은 선천적인 요인이 많다. 하지만 후천적인 요인에 의해 발생할 수 있다는 사실을 아는 사람은 드물다. 후천적으로 평발이 발생하는 원인은 여러 가지가 있으며 그중 대표적인 것은 장시간 서서 일하는 것이다. 장시간의 기립 노동은 하지정맥류, 근골격계 질환, 심혈관계 질환, 유산 등 여러 가지 병을 유발하며 그중 하나가 평발이다. 이처럼 후천적인 요인으로 발의 아치가 무너지면서 평발로 변해갈 수 있는 것이다.

소아 평발

많은 부모들이 발 전문 병원에 아이를 데리고 와서 묻는 질문 중의 하나가 "혹시 우리 아이가 평발이 아니냐?"는 것이다. 부모들이 이렇게 묻는 것은 수긍이 간다. 부모들이 과민해서가 아니라 소아의 경우 평발이 많기 때문이다. 어른 중에는 평발이 그리 많지 않은데 아이의 발이 평발이면 매우 걱정이 될 것이다. 그러나 걱정하지 않아도 된다. 소아의 평발은 자라면서 차츰 사라진다.

2~3세의 유아들은 정상적으로 전부 평발이라고 보면 된다. 소아

는 정상적인 골 구조와 아치가 있어도 아치를 유지시켜 주는 인대가 성인보다 느슨하다. 그래서 아치가 함몰되어 평발로 보인다. 그러나 발이 성장함에 따라 발이 단단해지면서 정상적인 발이 된다. 적어도 중학생이 되면 거의 성인과 같은 모양을 갖추게 된다.

일반적으로 초등학교 전까지는 평발이 있더라도 특별한 통증이나 뼈에 이상이 없으면 기다리는 것이 좋다. 이런 경우는 아치의 형성이 조금 늦은 경우로 생각하고, 1년에 1번씩 정기적인 방사선 검사를 통해 아치의 형성 여부를 관찰하면 된다. 그러나 초등학교 고학년이 되어도 심한 평발이거나 발에 통증이 있거나 쉽게 피로감을 느낄 때는 반드시 발 전문의에게 진찰을 받아야 한다.

예방 안타깝게도 근본적인 측면에서의 평발의 예방은 불가능하다. 그러나 어렸을 때 발견하면 심해지는 것을 어느 정도 막을 수 있다. 가장 중요한 것은 비만이 되지 않도록 하는 것이다.

평발을 예방하기 위해서는 다음 사항에 주의한다.

1. 올바른 걸음걸이를 걷는다.
2. 여성은 가급적 하이힐을 피하고 운동화, 단화 등을 교대로 신는다.
3. 종아리 스트레칭을 정기적으로 한다.

4. 발 마사지를 해준다.

5. 평발 교정 깔창을 신발 속에 넣어 신는다.

6. 키높이 구두를 신지 않는다.

치료   평발이라고 해서 다 치료를 하거나 수술을 받을 필요는 없다. 평발일지라도 일상생활에 불편을 느끼지 못하거나 운동, 등산 등을 할 때 지장이 없으면 굳이 치료를 하지 않아도 된다. 치료를 필요로 하는 경우는 조금만 걸어도 쉽게 피로감이 오고, 특히 발 안쪽에 통증을 호소하는 경우다.

선천적인 원인에 의한 평발일 경우 간혹 통증을 유발하는 경우가 있다. 평발의 정도가 심하고 발 안쪽에 통증이 있는 경우 신발 교정을 통해 통증을 줄이고 교정을 한다. 그러나 정도가 심하면 수술을 한다.

1. **깔창 교정** : 성장기에 깔창으로 교정을 해주면 평발 진행을 예방할 수 있고 증상을 호전시킬 수 있다.

2. **아킬레스건 스트레칭** : 평발의 예방과 치료에 효과가 있다.

3. **수술** : 수술을 하면 어렵지 않게 평발을 치료할 수 있다.

수술   평발 그 자체로는 병이 아니기 때문에 통증이 가벼운 경우에는 수술을 하지 않아도 된다. 수술을 받아야 하는 경우는 장기간 보존적 치료에 효과가 없으며 통증으로 인해 일상생활에 제한을 받는 경우, 심한 변형으로 구두 모양이 이상해지는 경우 등이다. 신경근육성 질환과 관련된 평발이거나 청소년기 이후 후경골근 기능장애 등 다른 질환이 동반된 경우에는 수술을 받는 것이 좋다.

평발의 수술은 1시간 정도 소요되며 입원기간은 보통 1주일 정도다. 수술 후에는 정상적인 발이 되어 운동을 하거나 보행에 지장이 없다. 물론 과격한 운동은 금물이다.

오목발
평발의 반대

평발은 우리 귀에 익은 반면 오목발은 낯선 단어다. 오목발은 평발과 반대의 발로 요족, 까치발, 망치발, 갈퀴발이라고도 한다.

평발과 반대로 아치가 높아서 발바닥 중에서 바닥에 닿는 면이 적고, 발등이 높은 모양을 하고 있는 것이 오목발의 특징이다. 외상에

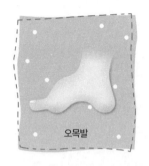
오목발

의해 발 뼈가 골절된 후 잘못 붙어서 생기기도 하고 심하게 부은 근육이 죽고 섬유화되어 생기기도 한다. 발 앞에 힘을 많이 주는 육상선수나 굽이 높은 하이힐을 신는 여성들에게서 종종 나타난다. 증세가 심하지 않으면 발바닥의 굳은살, 두꺼운 살을 깎아내는 방법으로 일시적으로 통증을 가라앉힐 수 있다

자가진단법 평발을 진단하는 것과 마찬가지로 맨발로 서서 발 안쪽의 움푹 들어간 곳에 손을 넣어 본다. 이때 간격이 너무 높으면 오목발이다. 오목발은 대부분 발등이 높고 발가락이 굽어 있다. 그리고 발바닥을 보면 앞발바닥과 뒤꿈치 바닥의 피부가 두꺼워져 있으며 발 중간 부분은 전혀 닿지 않아서 피부가 얇고 부드럽다.

자신이 오목발인지 진단하기 어려우면 엑스레이 사진을 찍으면 된다. 이때 발의 아치가 얼마나 높은가를 알 수 있다. 과거에는 오목발의 20% 정도만 원인을 알 수 있었으나 현재는 근전도 검사, 신경학적 검사, 자기공명영상, 혈관 조영술, 유전학적 검사 등 여러 가지 방법으로 검사를 할 수 있다. 그 결과 80% 이상 원인을 알 수 있게 되었다.

원인　　오목발을 가진 사람 중에는 자신이 오목발인 줄 모르고 지내는 사람이 많다. 그만큼 아무런 증상을 호소하지 않는 경우가 많다는 뜻이다. 그러나 발이 높은 사람은 신경 계통의 병이 있는 경우가 많다. 병적인 오목발은 신경근육성 질환이나 외상이 원인이다.

외상이 원인인 경우는 발의 뼈들이 골절된 후 잘못 붙어서 생긴다. 발이나 발목 부분이 심하게 부어서 근육이 죽고 섬유화되어 발생하기도 한다. 앞 발바닥에 굳은살이 생기는 경우가 많은데 전체적으로 생기기도 한다.

예방　　오목발의 예방은 특별한 방법이 없다. 어린 아이를 둔 부모의 경우 발에 관심을 기울여 잘 관찰하고 이상 징후가 발견되었을 경우 즉시 전문 의사를 찾도록 한다. 주위 사람들의 말만 듣고 과학적으로 검증되지 않은 방법을 사용하거나 보조기구를 구입해 자가 치료를 하는 경우 더 큰 불행을 불러올 수 있다. 정확한 진단이 없는 상태에서 임의로 하는 치료나 예방법은 발의 건강을 더 악화시킬 뿐이다. 그러므로 1년에 한 차례 이상 가까운 정형외과나 전문 족부 클리닉에서 검진을 받아야 한다.

치료 　오목발도 평발과 마찬가지로 다 치료할 필요는 없다. 앞부분에 굳은살이 많아 통증이 있는 경우에는 맞춤 깔창을 하면 치료 효과가 좋다. 깔창을 해도 증세가 좋아지지 않으면 수술을 해서 발의 아치를 낮게 만들면 편안해진다.

오목발의 초기 단계에서 일상생활에 장애가 없을 때는 대개 보존적인 방법으로 치료한다. 그러나 굳은살이 발생하며, 변형이 점차 증가하기 쉬운 중증인 경우는 수술 치료가 필요하다.

칼발
아름다움도 좋지만 건강이 더 중요

발 중에 특이한 발이 칼발이다. 이 발은 질병이 아니며 비정상적인 발 역시 아니다. 칼발은 전형적인 서양인들의 발을 떠올리면 된다. 즉 발볼이 좁고 전체적으로 길쭉한 유선형의 형태를 띠고 있으며 새끼발가락으로 갈수록 길이가 짧아지는 발이다.

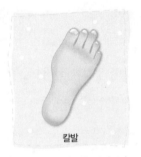

칼발

어떤 신문기자는 축구선수들의 발 모양을 이렇게 비교했다.

"한국 선수들의 발은 대개 발가락 길이가 일자로 비슷하고 폭이 넓어 '농부의 발'로 불리는 마당발이다. 유럽 선수들은 폭이 좁고 새끼발가락으로 갈수록 길이가 짧아지는 모델발(칼발), 엄지발가락 길이가 긴 '이집트인의 발', 둘째발가락이 가장 긴 '그리스인의 발'이 많다. 영국의 베컴은 길고 뾰족한 칼발이다."

이 글에서 알 수 있듯이 칼발은 칼처럼 가운데가 긴 발이다. 가운데 발가락이 가장 길고 발등이 낮아서 주로 서양인들에게서 많이 볼 수 있다. 동양에서 이런 발을 가지고 태어났다면 기형으로 여겼겠지만 오늘날 서구에서는 일부러 칼발을 만들기 위해 수술을 하는 사람조차 있다.

여성들의 칼발은 하이힐을 신을 때 안성맞춤이다. 그러나 칼발이 예쁘다고 해서 항상 하이힐만 신어서는 다리의 건강을 금세 망칠 수 있다는 사실을 기억해야 한다.

단지증
콤플렉스라면 수술로 바로잡으세요

발가락을 보았을 때 특정 발가락이 기준 이상으로 짧은 것을 말

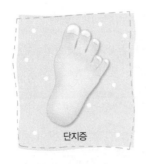
단지증

한다. 선천적인 경우가 많은데 성장기에 그 발가락만 일찍 성장이 멈추는 경우다. 넷째발가락이 짧은 경우가 많고 (70%) 다음이 엄지발가락이 짧은 경우(10%)다. 넷째발가락이 짧을 경우 신발과 발가락 발등 부분의 마찰로 통증이 발생한다. 넷째발가락에 단지증이 있으면 2번과 3번 발허리뼈에 힘이 지나치게 많이 가해져 둘째·셋째발가락 발바닥에 굳은살이 생기고 오래 걸으면 화끈거린다.

예방　단지증은 특별히 예방할 수 있는 방법은 없다. 성장판이 닫히는 것을 막을 수는 없기 때문이다. 어렸을 때부터 음식을 골고루 먹고, 규칙적으로 운동하고, 스트레스를 받지 않는 것이 하나의 방법이다.

치료　증상이 심하지 않으면 그냥 지내는 것이 좋지만 외형상의 문제도 있기 때문에 치료를 하는 경우가 많다. 단지증을 수술해야 할 것인가에 대해서는 의견이 분분하다. 평소에 일상생활에 전혀 지장이 없다면 모양에 연연하지 않고 지내는 것도 좋은 선택이다. 그러나 아무리 남들이 괜찮다고 하더라도 본인이 단지증으로 계속 정신적 고통을 당한다면 수술을 고려해 보는 것도 좋다.

수술은 뼈를 늘이는 방법을 이용한다. 골반에서 뼈를 이식하여 한 번에 늘이는 방법도 있고, '외고정 장치' 라는 기계를 달아서 점차적으로 늘이는 방법도 있다. 하루에 0.5~1mm 자라는데 3~4주 동안에는 길이를 늘이고, 늘어난 뼈가 굳는데 3주가 걸려 총 6주가 걸린다.

단지증 수술을 '짧은 발가락을 고무줄처럼 잡아 늘이는 것' 으로 생각하는 사람들이 있는데 전혀 그렇지 않다. 뼈를 이식하여 수술을 하기 때문에 수술 후 정상적인 형태가 된다. 뼈, 살, 힘줄, 신경 등이 새로 생기면서 늘어나므로 주의해서 수술하면 후유증을 크게 염려할 필요는 없다.

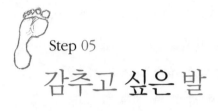

Step 05

감추고 싶은 발

무좀
언제나 청결하게

무좀은 우리가 잘 아는 바와 같이 발가락 사이에 주로 발생하는 피부질환이다. 100% 완치가 어렵다고 볼 수 있는 아주 골치 아픈 질병이다. 무좀은 특히 여름에 증상이 나타나며 가려움이 동반되기 때문에 피부가 빨갛게 될 때까지 긁는 사람이 많다. 흔히 "지긋지긋하다."고 비명을 내지른다.

무좀은 여러 종류의 피부사상균의 감염으로 발생하는 질병이며, 가장 흔한 원인균은 적색백선균으로 알려져 있다. 그러나 무좀의 정확한 발병 원인은 아직 밝혀지지 않은 상태다.

발 무좀(족부백선)은 발가락 사이, 특히 넷째발가락과 다섯째발가락 사이나 셋째발가락과 넷째발가락 사이에 가장 많이 생긴다. 주로 발가락 사이 피부가 짓무르고 허옇게 되거나 갈라지며 각질이 벗겨지기도 한다. 땀이 많이 나면 불쾌한 발 냄새가 나기도 하고 때로는 가려움증이 동반되기도 한다. 한편 발바닥이나 가장자리에 심하게 가려운 물집이 잡히기도 하고, 가려움증 없이 발바닥의 각질이 전체적으로 두꺼워져 고운 가루처럼 떨어지는 경우도 있다.

무좀의 감염 경로

무좀 환자와 직접적인 피부 접촉을 통하거나 수영장, 공중목욕탕의 발 수건, 신발 등을 통해 감염될 수 있다. 무좀 환자의 인설鱗屑(살비듬)에는 곰팡이가 많이 들어 있어서 목욕탕처럼 사람이 맨발로 많이 모이는 곳에서 환자에게서 떨어져 나온 인설을 통해 발로 전염될 수 있다.

예방　1. 매일 발을 깨끗이 씻는다.

2. 씻은 후에는 발을 잘 건조시킨다.

3. 나일론 양말보다는 면양말을 신는다.

4. 신발은 여유가 있어야 하고 슬리퍼나 샌들이 좋다.

5. 신발은 공기가 잘 통하는 것으로 신는다.

6. 공공장소(수영장, 탈의실)에서 맨발로 다니지 않는다.

7. 발가락 사이가 가려워지면 미리 연고를 바른다.

 치료 　무좀을 치료하려면 약을 4주 이상 꾸준히 발라야 한다. 무좀이 매우 심하거나 발톱까지 번졌다면 반드시 먹는 약을 복용한다. 그리고 무엇보다 평소 발에 땀이 차지 않게 청결히 관리해야 한다. 청결하고 건조한 곳에서는 곰팡이가 살 수 없으므로 외출에서 돌아오면 발을 깨끗이 씻고 드라이기로 물기를 완전히 없

 무좀약은 반드시 전문의와 상담을

무좀에 걸린 사람들과 상담을 하면 대부분 무좀은 완치가 어렵다는 하소연을 한다. 또 사람들은 자신이 몹시 괴롭기 때문에 즉각적인 효과를 원한다. 이때 많은 사람들이 민간요법에 의지한다. 민간요법은 종류도 많고 시술의 방법도 다양해 일일이 열거할 수 없을 정도다. 심지어 동남아로 해외여행을 갔다 온 사람들 중에는 적지 않은 사람들이 100% 완치를 보장하는 제품이라며 무좀약을 사가지고 온다.
그러나 의약품은 과학적으로 검증이 되지 않은 제품을 함부로 사용해서는 안 된다. 즉시 효과는 볼 수 있을지 모르지만, 재발이나 다른 질병의 동반 등을 신중하게 생각해야 한다. 그러므로 무좀에 걸렸을 때는 반드시 전문의사와 상담하고 지정된 약을 복용하도록 한다. 무엇보다도 깨끗한 생활을 하고 예방법을 잘 지키는 것이 중요하다는 것을 알아야 한다.

앤 후 잠자리에 들어야 한다.

일단 무좀이 생기면 항진균제 연고를 발라 치료해야 하는데, 1~2회 정도 증상 부위와 그 주변부에 바르면 된다. 다 나은 것 같아도 2~3주간 계속 더 바르는 것이 재발 방지에 도움이 된다. 항진균제 연고를 발라도 좋아지지 않으면 먹는 항진균제를 복용해야 하는 경우도 있다. 급성 염증이 있거나 2차 세균 감염이 발생한 경우 의사와 상담한 후 먹는 항생제를 복용해야 하며, 경우에 따라 냉습포나 희석된 소독약으로 세척하는 치료가 도움이 될 수 있다.

무좀은 결코 사소한 질병이나 일시적인 가려움증이 아니다. 발을 깨끗이 씻는 것이 예방하는 최선의 방법이지만 깨끗이 씻는다고 해서 완치가 되는 것은 아니다. 무좀에 걸렸을 때 발톱까지 옮겨지면 즉시 병원에서 진료를 받아야 한다. 당뇨병 환자는 더욱 조심하고 의사의 진단에 따라 치료를 해야 한다.

무좀은 다른 사람에게 옮겨지는 전염성 질병이므로 양말을 별도로 깨끗하게 세탁하고 신발은 똑같은 신을 3일 이상 신지 않도록 한다. 오래 걸을 때는 운동화를 신고 풋파우더foot powder를 바르면 발의 습기 제거에 도움이 된다.

습진
관리를 우선적으로

습진 역시 무좀과 마찬가지로 피부병의 일종이다. 습진이란 가려운 피부병이며 원인이 불확실하고 재발하는 경향이 있으며, 그 형태와 양상은 매우 다양하다. 여러 가지 습진(피부염)을 통틀어서 말할 때는 습진성 피부질환군이라고 부르는 것이 보통이다.

우리는 습진을 습한 곳에 생기는 피부병으로 알고 있다. 그러나 습진은 습한 곳에 생기는 것이 아니다. 습진이라는 말 때문에 '습한 곳에 생기는 피부병'이라고 오해하는 경우가 많은데, 습한 부위에 생겨서 그런 것이 아니라 피부병의 모양이 습하게 보이는 경우가 있어서 습진이라는 병명이 붙은 것이다.

습진은 우리 몸 내부의 각종 원인으로 발생되는 과민성, 염증성 피부병 중의 하나다. 발병 원인은 비교적 복잡하며 항상 많은 종류의 내적인 원인과 외적인 원인이 상호작용하여 일어난다. 질병 기간은 비교적 길며 재발이 쉽다. 예를 들어 아토피성 습진은 어려서부터 발생하고 발병 즉시 치료를 시작하지만 잘 낫지 않는다. 그러나 식생활을 개선하고 운동, 규칙적인 생활, 청결한 생활 등을 꾸준히 하면 어느 정도 치료할 수 있다.

대부분의 습진은 피부 손상이 만성적으로 나타나며, 격렬한 가려움을 동반하고 직접 혹은 간접적으로 환자의 건강과 생리적 활동에 영향을 미친다. 심한 경우에는 외모에도 영향을 미쳐서 생활, 학습, 일 등 여러 방면에 수많은 부정적 요소를 가져옴으로써 환자 및 가족에게 괴로움을 안겨 준다.

증상   1. 가려움증

2. 붉은 반점

3. 피부 건조

4. 진물

5. 종아리 습진

치료   발에 습진이 생겼을 경우에는 의사나 약사의 진단을 받아 약을 복용한다. 증상에 따라 부신피질호르몬이나 각종 소염제, 살균제가 함유된 연고를 바르는 것이 좋다. 그밖에 항히스타민제, 항세로토닌제, 항브라디키닌제를 복용하거나 주사한다.

발 습진의 관리

찬물에 발을 잘 씻는다. 발에 남아 있는 물기는 수건으로 깨끗이 닦고, 연고를 꾸준히 바른다. 평소 이런 방법으로 관리하고, 외출할 때는 면양말을 신어 땀이 잘 흡수되도록 한다. 집에 돌아와서는 운동화를 햇볕에 말리고, 구두는 바람이 잘 통하는 곳에 보관한다.

습진을 없애고 예방하기 위해서는 청결한 생활과 함께 식생활에도 주의를 기울여야 한다. 다음은 습진 관리에 도움을 주는 식습관이다.

1. 채소, 과일, 우유 제품을 매일 먹는다.

2. 다양한 제철 과일을 먹는다.

3. 술을 적게 마신다.

4. 세끼 식사를 규칙적으로 즐겁게 한다.

5. 튀긴 음식과 패스트푸드를 가급적 먹지 않는다.

6. 탄산음료를 마시지 말고 물을 자주 마신다.

7. 너무 높은 온도나 너무 낮은 온도에서 피부 노출을 피한다.

굳은살과 발못

빨리 제거하세요

어떤 의미에서 우리 발은 하루도 편한 날이 없다. 발을 괴롭히는 요소는 여러 가지인데 그중 하나가 굳은살이다. '압박종' 이라고 불리는 굳은살은 죽은 피부가 쌓여 피부가 두껍게 된 것을 말하며 '발못' 이라고도 부른다. 굳은살이 만들어지는 이유는 간단하다. 압박이나 마찰이 같은 부위에 계속 가해지면 굳은살이 생긴다.

문제는 굳은살이 어느 정도 두꺼워지면 통증을 일으킨다는 점이다. 대부분의 사람들은 굳은살로 인해 처음에 발바닥에 통증이 왔을 때 그냥 지나친다. 그러나 시간이 지날수록 굳은살은 더 확대되고 더 단단해져 제대로 걸을 수 없을 정도의 통증을 가져온다. 이때는 구두를 신을 때 발바닥이 아프고 운동화를 신어도 아프다.

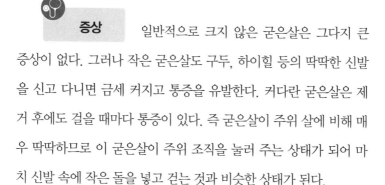

증상　일반적으로 크지 않은 굳은살은 그다지 큰 증상이 없다. 그러나 작은 굳은살도 구두, 하이힐 등의 딱딱한 신발을 신고 다니면 금세 커지고 통증을 유발한다. 커다란 굳은살은 제거 후에도 걸을 때마다 통증이 있다. 즉 굳은살이 주위 살에 비해 매우 딱딱하므로 이 굳은살이 주위 조직을 눌러 주는 상태가 되어 마치 신발 속에 작은 돌을 넣고 걷는 것과 비슷한 상태가 된다.

굳은살 없애는 방법

뜨거운 물에 20분 정도 발바닥을 담근 후 연마돌로 문질러 제거하고 패드를 붙여 굳은살을 제거한다. 패드는 약국에서 구입할 수 있다. 이 방법은 일주일에 2회 정도 한다. 제거한 후에는 로션을 발라 부드럽게 해준다.

굽이 낮고 깔창이 푹신한 신발을 신어 발바닥의 압력이 전체적으로 퍼지게 하여 통증을 줄일 수 있다. 필요한 경우 의료용 패드를 깔창에 부착하면 압력을 줄이므로 의료용 깔창을 제작하여 착용한다. 그러나 굳은살을 제거한 후에도 1개월 이내에 바로 자라는 경우는 수술을 해야 한다. 이때 돌출된 뼈를 제거해 저절로 굳은살이 없어지게 한다.

발의 못은 남자보다는 여자에게서 흔히 발생하며 굽이 높은 구두, 발가락뼈가 지나치게 길거나 정렬 이상이 있을 때 발생하고 잘못된 보행, 평발 또는 오목발, 돌출된 뼈, 아킬레스건이 짧은 경우에도 발생한다.

예방   1. 뒷굽이 높은 구두는 피하고 충격을 흡수할 수 있는 밑창이 있는 신을 신는다.

2. 쿠션이 있는 부드럽고 두꺼운 깔창을 착용한다.

3. 규칙적으로 발 크림을 발라서 피부를 촉촉하게 유지한다.

4. 연마돌이나 연화제를 이용해서 굳은살을 감소시킨다.

굳은살과 사마귀

굳은살과 사마귀는 다르다. 일반적으로 굳은살은 발바닥에 가해지는 압력이 과도해져 피부가 두꺼워지면서 발생하며, 사마귀는 바이러스 감염에 의해 생긴다. 굳은살이 발생하는 곳은 주로 걸을 때 힘이 많이 가는 발가락의 뿌리 부분에서 생긴다. 사마귀는 발바닥이 아니라 발등에 주로 나타난다.

발 냄새

신발을 자주 갈아 신으세요

발 냄새는 사람을 당황스럽게 하는 질환이다. 발 냄새를 꼭 질환이라고 규정할 수는 없지만 사람을 고통스럽게 한다는 의미에서는 질환이라고 할 수 있다.

발 냄새는 땀과 잡균이 원인이다. 무엇인가 좋지 않은 냄새가 난다는 것은 세균이 자란다는 것을 뜻한다. 발에는 땀을 만들어 내는 땀샘들이 굉장히 많으며 이 땀은 세균이 자라기 좋은 토양이 되고 이 세균이 냄새를 일으킨다. 이때 발생되는 이소발레릭산이라는 물질이 바로 고약한 발 냄새의 주범이다.

발 냄새는 특히 고온다습한 여름에 많이 난다. 발 냄새가 나면 신발을 벗고 들어가는 곳에 가기를 꺼리게 되며 다른 사람의 집을 방문

하는 것도 어려워 사회생활이 원만치 않게 된다. 이처럼 발 냄새는 다른 사람에게 불쾌감을 주기도 하지만 누구보다도 본인이 가장 괴롭다.

발 냄새가 나는 사람은 그렇지 않은 사람보다 더 열심히 씻지만 냄새는 쉽게 사라지지 않는다. 그럼에도 매일 깨끗이 씻는 것이 중요하며 신발은 이틀에 한 번씩 갈아 신는다. 작업 환경이 가능하다면 신발을 벗고 일을 하는 것도 좋은 방법이다.

발 냄새는 정성 들여 씻어야

발 냄새를 없애기 위해서는 깨끗이 씻는 것이 가장 중요하다. 신발 역시 항상 청결한 상태를 유지하도록 하고 같은 신발은 3일 이상 신지 않는다. 한번 신었던 신발은 보관할 때 신문지를 구겨 넣으면 습기를 제거할 수 있어 발 냄새 예방에 도움이 된다. 신발은 통풍이 잘되는 곳에 넣어 둔다.

땀을 잘 흡수하는 양말을 신고, 발에 땀이 많이 나는 사람은 여분의 양말을 준비해 축축해지기 전에 갈아 신는다. 외출할 때는 향기 나는 풋 스프레이foot spray를 뿌리거나 발이 드러나는 신발을 신는다.

외출에서 돌아오면 살균제가 포함된 비누나 녹차 우린 물로 발을 닦은 후에 면 수건으로 꼼꼼히 닦는다. 발에 땀이 많이 나는 사람은 차가운 물로 씻는 것이 좋다. 더운 물은 땀샘을 확장시켜 땀 분비를

민간요법은 효과가 있을까?

무좀과 마찬가지로 발 냄새 역시 다양한 민간요법들이 우리의 귀를 솔깃하게 한다. 인터넷에도 그러한 정보들이 넘쳐난다. 물론 어떤 방식은 효과가 있을 수도 있지만 한 사람에게 효과를 발휘한 방법이 다른 사람에게 그대로 적용되기는 어렵다. 어떤 사람은 민간요법을 철저히 따르면서 발을 깨끗이 하는 일에는 게으르다. 이래서는 아무런 효과가 없다.

민간요법 중 가장 널리 알려진 방법은 식초에 발을 담그라는 것이다. 그러나 이는 과학적 근거가 없는 매우 위험한 요법이다. 그러므로 민간요법을 따라 하기 전에 스스로 청결을 유지하도록 하고, 그래도 냄새가 심할 경우 의사를 찾아 상담하도록 한다.

촉진하기 때문이다. 또는 미지근한 물로 깨끗이 씻은 후 차가운 물로 헹구는 방법도 좋다.

씻은 후에는 물기를 완전히 제거하기 위해 드라이어를 사용한다. 그런 다음 산성화장수를 발라 소독을 하고, 보디 파우더body powder를 바른다.

시중에 발 냄새를 제거하는 의약품이 많이 나와 있다. 발 냄새는 청소년과 어른이 냄새가 나는 원인이 다르고, 군인과 현장 노동자의 냄새 원인이 다르다. 따라서 자신의 환경에 맞게 구입하되 의사나 약사의 상담을 받은 후 구입하는 것이 좋다.

티눈
사소하게 여기지 마세요

누구나 살면서 적어도 한 번 이상은 티눈이 생긴다. 티눈은 질병이라기보다는 매우 귀찮은 혹 같은 존재다. 티눈은 발가락이 다른 발가락과 닿거나 신발 등에 마찰이 되어서 생긴다.

피부가 어딘가에 계속 닿아서 마찰이 되면 두꺼워지는데 이를 티눈이라 한다. 직접적인 접촉이 없으면 아프지 않지만 신발 등을 신을 때 접촉이 되면 몹시 아프다. 티눈과 사마귀, 굳은살을 혼동해서는 안 된다.

굳은살이 주로 발바닥에 생기는 반면 티눈은 발가락 위나 발가락 사이에 나타난다. 티눈은 쌀처럼 작은 크기이지만 고통과 불편을 안겨 주므로 빨리 제거하는 것이 좋다.

증상　　주위 발가락과의 마찰에 의한 경우는 연성 티눈, 신발에 의한 경우는 경성 티눈으로 불린다. 일반적으로 연성 티눈은 발가락 사이에 생기고, 경성 티눈은 신발이 닿는 엄지나 새끼발가락에서 발생한다.

티눈이 생긴 부위에 통증이 있으며 좁은 신발을 신는 경우 더 심해진다. 심한 경우 티눈 내에 궤양이 생기고 주위에 발적 및 염증이 동반되기도 한다. 티눈은 남자보다는 여자에게서 흔하다.

원인   1. 잘못된 걸음걸이

2. 발가락이 비정상적일 때

3. 어느 부분이 신발에 지속적으로 눌릴 때

4. 변형된 발가락

5. 조이는 양말 혹은 스타킹

6. 신발 안의 봉합선이 발가락과 반복적으로 마찰될 경우

7. 오랫동안 내리막길을 내려갈 때

예방   1. 너무 조이거나 헐렁하지 않은 편안한 신발을 신는다.

2. 발가락이 조이는 양말이나 스타킹을 신지 않는다.

3. 압력을 줄이기 위해 패드를 댄다.

치료   따뜻한 물에 황산마그네슘을 넣은 뒤 20분

정도 담근다. 그 다음 완전히 말린 후 로션을 발라 준다. 칼로 잘라 내는 것은 위험하며 티눈 패드를 사용할 때에는 의사와 상담한 후 사용하도록 한다. 티눈 패드는 산酸 성분을 포함하고 있기 때문에 당뇨병과 같이 혈액순환이나 신경계에 장애가 있는 환자는 절대로 사용해서는 안 된다.

티눈이 심하면 수술로 처치할 수 있다. 계속적인 통증과 재발이 있는 경우는 병원에서 압력이 많이 발생하는 부위에 패드를 대거나 돌출된 뼈를 제거함으로써 티눈이 없어진다.

집에서 하는 치료

뜨거운 물에 발을 푹 담가 티눈 부분을 불린 다음 눈썹 가위로 살짝 잘라 낸다. 외출할 때는 티눈 부분에 압박밴드를 붙인다. 당뇨병 환자는 꼭 의사의 처방을 받도록 한다.

발 사마귀
2차 감염을 주의하세요

사마귀는 혹의 일종이다. 예전에 비해 위생 수준이 향상되면서 사마귀는 감소하는 추세에 있다. 그러나 사마귀는 여전히 나타나는 질환이다. 사마귀는 특별히 가렵다든지 아픈 증상이 없는 질환이어서 무심코 지나치기가 쉽다. 그러나 외모에 생긴 사마귀는 미관상 좋지 않을 뿐 아니라 손으로 잡아 뜯어 2차 감염을 일으킬 우려가 있다. 특히 나이가 어릴 경우 성격에도 영향을 끼치므로 발견 즉시 치료하는 것이 좋다.

사마귀는 심상성 사마귀(보통 사마귀), 손톱이나 발톱 주위에 생기는 조갑주위 사마귀, 발바닥에 생기는 족저 사마귀, 생식기 부위에 생기는 첨규콘딜름(곤지름), 편평 사마귀 등이 있다. 성 접촉을 통해 성기에도 발생할 수 있으니 주의해야 한다.

사마귀는 티눈과는 달리 신발에 닿는 부위나 체중이 실리는 부위와는 상관없이 생기는 경우가 흔하다. 여러 개가 모여 있고 옮기는 경향이 있다.

치료 치료법으로는 약물요법, 주사요법, 면역요법, 냉동요법, 암시요법, 전기소작법, 레이저 치료법 등 여러 가지가 있다. 사마귀가 발바닥에 생기면 고통을 동반한다. 발바닥의 사마귀는 바이러스나 상처가 있을 때 생긴다. 사마귀의 대부분은 시간이 지나면 저절로 없어지지만 오랫동안 없어지지 않으면 약국에서 약을 구입해 자가 치료를 하면 된다. 악성 사마귀는 병원에서 외과적 수술(레이저 치료)로 처치할 수 있다.

현재 사용되는 대부분의 사마귀 치료법은 완치율이 50~60% 정도이며 재발률은 평균 20~50%이다. 사마귀의 치료법은 여러 가지가 있는데, 사마귀의 위치, 크기, 숫자, 환자의 나이, 면역 상태에 따라 선택할 수 있다.

발바닥 사마귀

발바닥 사마귀는 발바닥에서 발생하고, 간혹 굳은살과 혼동되기도 한다. 발바닥 사마귀는 다른 부위와 달리 내부로 자라는 특징이 있는데 그것은 체중 때문에 밖으로 자라기 어렵기 때문이다. 걸을 때 심한 고통을 동반하며 하나 혹은 여러 개가 동시에 발생하기도 한다.

발바닥 사마귀는 치료하기가 쉽지 않다. 그러나 반복적으로 약을 발라 줌으로써 사마귀를 부드럽게 하고 바이러스를 노출시켜 치료할 수 있다. 다른 치료로는 약물 주입, 액체 질소로 사마귀를 얼린 후 제거하는 방법이 있다. 드물지만 수술을 해서 제거할 수도 있다

발바닥에 사마귀가 생기면 스스로 칼로 제거하려 하지 말고 반드시 병원을 찾아 의사의 진단을 받은 후 치료하도록 한다. 무리하게 제거하려 했다가 더 큰 질병을 불러올 수 있기 때문이다.

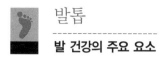

발톱
발 건강의 주요 요소

발에 생기는 질환 중 적지 않은 부분이 발톱에 기인한다. 발톱은 손톱과 마찬가지로 발가락을 보호하는 역할을 한다. 또 머리카락처럼 계속 자라나기 때문에 주기적으로 깎아 주어야 한다. 발톱 역시 우리 몸의 중요한 일부분이고 건강의 신호등 역할을 하지만 소홀히 다루어 왔던 게 사실이다. 특히 당뇨병 환자에게 있어 발톱은 건강의 바로미터라 할 수 있다. 요즘에는 손톱 못지않게 발톱에도 주의를 기울이는 경향이 있는데 매우 좋은 현상이라 할 수 있다.

발톱에도 여러 가지 질병이 발생한다. 대표적인 것은 발톱 무좀, 내향성 발톱, 발톱 진균증 등이다. 이러한 질병들을 살펴보고 건강한 발톱을 유지하는 방법을 알아보자.

발톱의 이상

발톱은 대체로 하루에 0.1mm 정도가 자란다. 여름에 가장 잘 자라고 하루 중에는 낮보다 밤에 잘 자란다. 30세까지는 연령과 함께 생장 속도가 증가하지만 그 이후로는 속도가 감소한다. 건강한 발톱은 색깔이 분홍색이고 이상이 생기면 청색으로 변하는 청색 발톱, 전체적으로 검게 변하는 흑색 발톱 등이 나타난다. 그러므로 발을 씻을 때마다 발톱을 잘 관찰하고 색이 변하지 않는지 주의를 기울이면 건강의 이상신호를 미리 알 수 있다.

발톱은 자연방어적인 기능이 있다. 발톱에 무거운 물건이 떨어져 상처를 입은 경우, 신발로 압박을 받을 경우, 신발이 작아 조일 경우, 영양 부족일 경우, 발톱의 색깔이 까맣게 되는 경우에는 적절한 치료와 운동, 생활습관의 개선 등을 꾸준히 하면 자연스럽게 정상으로 돌아온다. 그러나 일부 질환은 전문적인 치료가 필요하다.

발톱이 빠졌을 때

무언가에 부딪히거나 물건이 떨어져 상처를 입으면 발톱이 빠지는 경우가 간혹 있다. 이때 아픔은 심하겠지만 크게 걱정하지 않아도 된다. 즉시 병원으로 가서 치료를 받고, 발톱 아래에 고인 피를 빼면 통증이 감소된다. 발톱이 거의 다 빠졌더라도 발톱을 제자리에 붙여 놓으면 새 발톱이 자란다.

내향성 발톱

발톱이 피부 안으로 말려들어가는 것을 말하며 '함입발톱'이라고도 한다. 대부분의 사람들이 발톱이 발톱 주위의 살을 파고 들어가 생기는 것으로 알고 있으나, 엄밀히 이야기하면 발톱 주위의 살이 붓고 커지면서 발톱과 닿게 되고 이곳에 염증이 생기는 것이다. 흔히 발톱을 딱딱한 물질로 알기 쉽지만 발톱은 유연한 물질로 압력을 받으면 안으로 파고 들어가는 성질이 있다.

내향성 발톱의 모양은 다양하다. 편평한 모양도 있고 C자 모양의 것도 있는데 이것은 보통 노인에게서 더 흔히 볼 수 있다. 생기는 위치는 엄지발가락이 가장 많지만 다른 발가락에도 생길 수 있다.

발톱이 피부를 찌르면 감염되기 쉽고 심한 통증이 발생하고 고름이 난다. 대부분 엄지발가락에 발생한다. 하이힐, 앞이 뾰족한 신발을 신는 경우 발생하며 수술로 치료할 수 있으나 재발 가능성이 높다.

내향성 발톱의 원인은 잘못된 발톱 관리에 있다.

첫 번째는 발톱을 잘못 깎는 것이다. 발톱은 일자로 자르는 것이 원칙인데 대부분 손톱처럼 둥글게 깎는다. 그렇게 되면 발톱의 양끝이 깊게 깎여 그 주위의 살이 올라온다. 그 상태에서 발톱이 자라면 발톱이 살을 찌른다. 그러므로 발톱이 찌르는 것을 피하기 위해 더 짧게 발톱을 자르게 된다. 결국 이런 악순환이 계속되고 염증은 더욱 심하게 되는 것이다.

두 번째는 좁은 신발이나 스타킹, 굽이 높은 신발을 신는 경우다. 이때 발톱과 주위의 살이 눌리게 되고, 주위의 살이 발톱에 의해 자극되어 통증과 염증이 생긴다. 하이힐은 어느 경우에도 많은 질환을 유발하므로 가급적 신지 않도록 해야 한다.

원인　　1. 발톱을 잘못 깎았을 때(일직선으로 반듯하게 깎아야 한다.)

2. 신발이 너무 좁아서 발가락이 조일 경우

3. 일이나 스포츠, 레저 중에 발생한 반복적인 외상

4. 유전적 원인

5. 무좀 및 각종 감염

치료　　치료는 증상과 발톱의 상태에 따라 여러 가지가 있다. 우선 가벼운 경우는 발을 미지근한 물에 넣고 주위를 소독하며 항생제를 복용한다. 염증과 통증이 심한 경우 발톱을 일부 잘라 준다. 이 경우 국소마취를 하고 일부 발톱을 잘라내는데, 중요한 것은 재발하지 않도록 발톱 뿌리를 완전히 제거하는 것이다.

과거에는 발톱을 완전히 제거하기도 했으나 현재는 일부 파고든 발톱만 제거하는 것이 일반적이다. 젊은 여성의 경우, 발톱의 모양을 유지하고 싶은 경우 발톱의 일부만을 제거하고 주위에 부어 있는 살을 동시에 줄여 주는 수술을 하기도 한다.

발톱 진균증

발톱 진균증은 발톱의 앞이 하얗게 변색이 되면서 시작하는 것이 일반적이다. 또한 항상 발톱 양옆에 미세한 낙설落屑(각질이 떨어져 나가는 현상)을 동반한다.

발톱 진균증이 전염되는지 의문을 갖는 사람이 많지만 전염되지 않는다. 발톱 진균증은 매우 흔해서 한 가족에서 한 사람 이상이 발견되는 것은 우연하게도 동시에 발생한 것뿐이다.

치료 일반적으로 경구용 항진균제가 효과적이다. 의사의 상담을 받은 후 처방해 주는 약을 2~3개월 동안 매달 1주간 복용한다. 크림과 같은 국소적 약제는 크게 효과적이지 못하다. 이는 발톱이 매우 견고해서 외용제가 침투할 수 없기 때문이다. 발톱 주변 피부의 종창(조직의 비대 또는 증식에 의해 신체의 국부가 부어오르는 것, 종양이나 염증의 경우에 흔히 일어나는 현상)과 발적(피부나 점막에 염증이 생겼을 때에 그 부분이 빨갛게 부어오르는 현상)은 손상된 피부 껍질에 곰팡이가 감염될 때 발생하며, 국소 항진균 크림을 2개월 바르면 보통 효과가 있다.

발톱 무좀

발톱은 비교적 불결한 장소로서 감염을 일으키는 박테리아와 곰팡이의 서식 장소가 될 수 있다. 발톱 무좀은 발톱 질환 중 가장 치료가 어려운 것 중 하나다. 발톱 주위에 발생하는 감염을 제때에 적절히 치료하지 않을 경우 심각한 결과를 초래할 수도 있는데 감염이 위쪽으로 퍼지면서 발가락, 발, 심지어 다리까지도 잃을 수 있다. 특히 당뇨병 환자는 주의해야 한다.

발톱 무좀은 손톱 무좀보다 4배 정도 많으며 전체 무좀의 15% 정도를 차지한다. 그만큼 발이 손보다 더 세균이 많다는 뜻이다. 만일 발톱이나 주위 조직에 염증이 생기거나 색깔이나 모양에 변화가 오고 진물이 나올 경우에는 절대로 스스로 직접 발톱을 제거한다거나 약을 써보려고 해서는 안 된다. 즉시 의사의 진찰을 받고 치료를 받아야 한다.

발톱 무좀이 생기면 발톱은 두꺼워지고 변색되며 간혹 발톱의 앞부분이 뜨기도 하는데 심하면 부서지기도 한다.

치료 발톱 무좀은 치료를 하지 않으면 자연적으로 치유가 되지 않는다. 또 대중목욕탕 등을 통해 쉽게 전염이 되므로 반드시 치료를 해야 한다.

최근에는 여러 경구용 치료제가 개발되어 염려할 만한 부작용 없이도 치료할 수 있다. 만일 약물 치료가 실패할 경우 발톱을 제거할 수도 있다. 그러나 발톱을 뽑는다고 재발을 완전히 막을 수는 없다. 혈액순환이 좋지 않은 노인, 특히 당뇨병 환자는 수술보다 약물 치료가 안전하다.

발톱 질환 예방법

1. 발톱의 앞부분을 반듯하게 깎는다. 길이는 발가락 끝에서 약간 나온 것이 좋다. 절대로 양쪽 구석을 둥글게 깎아서는 안 된다.
2. 발톱을 깎은 후 손톱깎이에 있는 줄칼 등으로 매끈하게 다듬는다.
4. 너무 짧지도 너무 조이지도 않는 적절히 맞는 신발을 신는다.
5. 발을 깨끗이 씻는다. 특히 발가락 사이를 잘 닦아 주고 철저히 말린다.
6. 너무 조이지 않는 양말을 신는다.

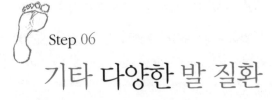

Step 06
기타 다양한 발 질환

당뇨발

가장 무서운 발 질환

당뇨병은 무섭고 고통스럽고, 발에 치명적인 질환이다. 당뇨병은 발에 심각한 장애를 가져온다. 한 해 50만 명 이상의 당뇨병 환자가 발생하는 지금은 '당뇨병 대란'이 일어났다 해도 과언이 아니다. 우리나라 인구 10명 중 1명이 당뇨병으로 고생하고 있으며, 발 절단의 가장 큰 원인으로 꼽힌다. 당뇨병에 걸린 사람들의 50% 정도는 자신이 병에 걸렸다는 사실을 알지 못한다. 65세가 넘으면 15% 정도가 당뇨병 환자가 된다.

다리를 절단하는 환자의 최대 70%까지는 당뇨병이 그 원인이며, 5년 이내에 50%가 재절단을 하게 된다. 절단 후 약 50% 이상이 안타깝게도 5년 내에 사망한다. "당뇨병에 걸렸는데 왜 발을 자를까?"라고 의아해 하는 사람이 많을 것이다. 차차 설명하겠지만 당뇨병은 그만큼 무서운 병이며, 발에 커다란 영향을 끼치는 병이다.

당뇨병은 고혈압, 심근경색 등 무서운 합병증을 불러오는 질환이므로 당뇨병 환자들은 식이요법, 운동 등의 건강관리 및 피부관리를 철저히 하는 편이다. 그러나 발 건강만은 소홀히 하는 사람이 의외로 많다는 점이 문제다.

혈당이 높아지는 당뇨병

당뇨병은 인슐린의 분비량이 부족하거나 정상적인 기능이 이루어지지 않는 등의 대사 질환이다. 당뇨병은 우리 몸 안에서 혈당을 조절하는 기관인 췌장에서 나오는 인슐린이라는 호르몬이 부족하거나 또는 제 기능을 발휘하지 못해 혈액 중의 당분 농도, 즉 혈당이 지나치게 높아지는 병이다. 혈당은 우리가 입으로 먹는 음식을 통해 공급되는데, 음식을 많이 먹으면 혈당이 올라간다. 정상인의 경우 식사 후 얼마 지나지 않아 혈당이 정상으로 돌아온다.

그러나 당뇨병 환자는 인슐린이 충분히 나오지 않으므로 혈당이 높이 올라가고, 또한 식사 후 한참이 지나도 혈당이 정상으로 돌아오지 않는다. 이러한 고혈당은 여러 증상 및 징후를 일으키고 소변에서 포도당을 배출한다.

당뇨병의 증상

1. 혈당이 다른 건강한 사람보다 높아진다.
2. 동맥경화를 일으키기 쉽다. 합병증으로 뇌졸중, 심근경색, 혈관 질환, 시력 장애, 말초신경염, 고혈압(또는 저혈압), 비만(또는 야윔), 정력 감퇴가 나타나며 특히 발에 가장 큰 영향을 주는데 30% 정도가 발 고통을 받는다.
3. 두뇌에 문제가 발생해 기능이 저하된다.
4. 상처의 치료에 어려움을 주고 피부병을 일으킨다.
5. 짧은 거리만 걸어도 다리가 아프고 더 심해지면 걷지 않아도 아프다.
6. 종아리에 쥐가 많이 나고 밤에 잠을 자다가 깨기도 한다.
7. 발이 시리다.

당뇨를 의심하게 하는 증상

1. 매우 자주 목이 마른다.
2. 자주 소변을 본다.
3. 자주 배가 고프거나 피곤함을 느낀다.

4. 노력하지 않았는데 갑자기 살이 빠진다.

5. 상처가 잘 낫지 않는다.

6. 피부가 건조해지고 가렵다.

7. 발의 감각이 둔해지고 자주 저리다.

8. 눈이 침침하고 시력이 떨어진다.

당뇨병의 3대 합병증

1. 발이 시리고 저리고 화끈거리다가 발에 상처가 나서 썩게 되는 발의 합병증

2. 눈의 망막에 가는 실핏줄이 터져서 시력을 잃거나 백내장 등이 발생하는 눈의 합병증

3. 콩팥에 문제가 생겨 몸이 붓는 합병증

당뇨병 환자의 발 관리

당뇨병 환자의 경우 발에 생긴 작은 질환을 방치했다가 절단해야 할 정도로 심각하게 병이 진행되는 사례가 적지 않다. 그래서 당뇨병을 앓고 있다면 매일 발의 상태를 점검해야 한다. 강렬한 태양이 작열하는 여름이라면 더욱 조심해야 한다. 덥고 습한 날씨 때문에

당뇨병 환자의 발에 괴사가 일어나기 쉽기 때문이다.

당뇨병 환자는 적극적인 혈당 조절과 발 관리에 대한 정기적인 진료가 절실하다. 일단 발이 썩기 시작하면 치료가 잘되지 않아 발가락을 잘라야 하는 경우가 종종 있다. 심하면 다리 전체를 절단해야 하는 심각한 장애를 초래한다. 단순한 무좀이나 작은 상처도 그냥 지나치지 말고, 반드시 전문의에게 치료를 받도록 한다.

일상생활에서 주의해야 할 당뇨발 관리

당뇨병이 무서운 이유는 대체로 별다른 증상이 없을 정도로 속도가 느려 알아채기 쉽지 않기 때문이다. 당뇨병으로 진단을 받으면 즉각적인 대책과 함께 발에 대한 관심을 가져야 한다. 진단할 때 이미 수개월에서 수년까지도 모르고 살았을 수도 있기 때문이다. 실제로 당뇨가 진단되고 1~2년 만에 이미 자율신경 손상 등의 신경 파괴가 진행된다.

당뇨병 환자의 혈액 속에는 당이 과다하게 많은데, 특히 발의 경우 심장에서 멀리 떨어져 있어 혈액순환 장애가 일어나게 된다. 혈액순환 장애가 있으면 산소와 영양 공급이 감소해 상처가 잘 낫지 않는다. 더욱이 상처에 염증이 생기면 강력한 항생제를 사용해도 좀처럼 낫지 않는다. 결국 염증이 뼛속으로 번지는 골수염이 발생해 발이 썩는 무서운 상황이 발생할 수 있다.

수시로 발 점검하고, 상처가 생기지 않도록 주의

발에 생기는 궤양과 그 치명적 결과를 피하기 위해서는 꾸준하고 일상적인 발 관리가 요구된다. 그러나 이미 상처가 나고 변형이 온 발은 단순히 관리만 잘한다고 되는 것이 아니다. 이런 경우 더 심한 합병증을 막기 위한 예방적인 시술까지 고려해야 한다. 예방이 최우선임은 틀림이 없다.

다음 규칙을 항상 기억하고 실천하도록 한다.

첫째, 매일 발을 샅샅이 만져 본다. 마사지하듯이 발뒤꿈치, 발바닥, 발가락 사이를 만져 본다. 발바닥은 잘 보이지 않고 발가락 사이는 쉽게 관심이 가지 않는 곳이므로 특히 신경 쓴다. 발을 잘 살펴보는 습관을 가져야 빨리 발견하여 상처의 악화를 막을 수 있다.

둘째, 항상 발을 깨끗하고 청결하고 건조하게 유지한다. 특히 고온다습한 여름에는 무좀 곰팡이가 쉽게 번식하기 때문에 주의해야 한다. 발을 잘 말려야 하며 피부의 촉촉함을 유지하기 위해 로션 등을 자주 발라 주면 좋다. 당뇨발 전문 크림도 좋으나 일반 로션 등도 많은 도움이 된다.

셋째, 신발은 한 치수 정도 큰 것을 신는다. 너무 커서 불안하지 않아야 하고 쿠션이 없고 딱딱하고 좁은 구두는 피한다. 실내에서도 슬리퍼 등을 구비해서 신도록 하고 가능한 한 맨발은 피해야 한다. 신발은 3개월 이상 같은 신발을 신지 않는 것이 좋다. 신발 밑창이 닳고 비대칭적인 변화가 있으면 이를 그냥 버리지 말고 의사에게 가져가 상의하는 것이 좋다.

넷째, 발톱은 발가락 모양에 맞추어 조심스럽게 깎는다. 날카롭지 않게 다듬어 주어야 하며 상처가 나지 않도록 너무 많이 깎지 않는다. 특히 단순한 티눈이라고 무시하고 손톱깎이로 함부로 떼어 내다가는 위험할 수 있으므로 전문가의 치료를 받는다.

다섯째, 발에 잘 맞는 면으로 만든 두툼한 양말을 신는다.

여섯째, 발 문제는 꼭 발 전문 의사에게 진찰을 받는다. 발에 이상을 못 느끼더라도 적어도 1년에 1회 발 전문 의사에게 진찰을 받는 것이 건강 유지에 좋다.

당뇨발 환자의 운동 방법

발에 체중이 덜 가는 운동 위주로

당뇨발이라도 모두 위험한 것은 아니다. 당뇨병 환자에게 권장되는 보행은 한 번에 20분 정도로 하루 2번 이상 걷기다. 먼저 피부나 발톱에 문제는 없는지, 감각에 이상은 없는지, 혈액순환은 어떠한지를 운동하기 전에 전문가의 도움을 받아 체크하는 것이 중요하다. 당뇨병 환자에게 가장 좋은 운동은 체중을 발에 많이 싣지 않으면서 다리를 움직이는 운동이다. 수영이나 자전거 타기 등이 적합하며, 아령 들기 같은 상체 운동도 도움이 된다.

또한 타월 등의 간단한 도구를 이용해 발가락의 작은 관절과 발목 관절을 움직여 주는 운동을 하는 것이 좋다. 발의 작은 관절들이 굳어서 딱딱해지기 쉽기 때문에 발가락 근육 운동을 열심히 해야 한다.

당뇨발은 스트레칭 시 아킬레스건 운동에 집중

당뇨병 환자는 운동을 할 때 탄력과 유연성을 잃게 되어 주위 관절에 상당한 스트레스를 준다. 그래서 운동을 시작할 때는 충분히 워밍업을 하고, 운동이 끝난 후에도 10분 이상 마무리 운동을 시행해야 한다. 적절한 스트레칭과 준비 운동이 혈당 조절 등에 많은 도움을 준다. 스트레칭을 할 때는 아킬레스건 운동에 가장 신경을 쓰면서 해야 한다.

운동시 주의해야 할 사항

알게 모르게 당뇨병 환자는 발의 감각이 떨어지는 경우가 많다. 발의 감각이 떨어졌을 때 무턱 대고 걸으면 굳은살이 생기거나 상처를 입기 쉽다. 지속적이고 반복적인 운동이 발에 계속해서 가해지는 것은 그리 좋지 않다. 운동 중에는 항상 발에 관심을 기울이고 오래 걸은 후 발이 불편하면 아픈 이유를 찾아야 하고 발을 꼼꼼히 확인해야 한다.

마라톤 같은 충격이 큰 운동은 피해야

당뇨 환자들은 대부분 달리기나 등산을 한다. 하지만 발바닥에 강한 충격을 주는 달리기와 경사가 가파른 곳에서 등산을 하는 것은 피해야 한다. 낮게 구릉진 곳을 골라 산행하거나 걷기, 자전거, 수영, 요가 등 유산소 운동과 스트레칭을 골고루 섞어 하루에 30분~1시간 정도만 하는 것이 좋다.

운동을 하다가 흔히 생길 수 있는 것이 발의 물집이다. 물집을 대수롭지 않게 생각할 수 있는데, 이는 잘못된 운동이 병을 악화시키는 전형적인 사례로 꼽을 수 있다. 당뇨병 탓에 상처가 잘 아물지도 않았는데 이를 방치하면 작은 상처도 큰 후유증을 남기게 된다. 면역기능이 떨어지고 혈관마저 굳어져 혈액순환이 잘되지 않는 상황에서 균의 침투는 매우 위험하다.

운동 전후에 10분간 스트레칭을 하는 것이 효과적

스트레칭은 근육을 늘리는 운동으로 몸의 유연성을 증가시키고 관절의 움직임 범위를 넓혀 주는 장점을 가지고 있다. 혈액순환을 촉진시키기 때문에 당뇨병 환자에게 매우 좋은 준비 운동이다. 운동

을 시작하기 전에는 준비 운동을, 운동이 끝나면 정리 운동을 10분
간 하는 것을 권장한다.

당뇨발, 발톱 우습게 보다가 큰 코 다친다

발톱을 깎는 일은 여간 귀찮은 일은 아니다. 그러나 당뇨병 환자
에게 발톱은 특히 신경을 기울여야 할 부위다. 의사들이 발톱에 주
의를 기울이는 이유는 발톱이 치명적인 영향을 줄 수 있기 때문이
다. 당뇨병 환자는 대개 시력이 떨어진다. 또 살이 많이 찐 사람도
많기 때문에 발톱 깎기 같은 섬세한 동작을 하기 힘들다. 이런 경우
다른 사람의 도움을 받는 것이 좋다.

발톱 손질을 할 때는 고도의 주의가 요구된다. 좋은 손톱깎이가
필요하며 도구는 날카로울수록 좋다. 보통 뭉툭한 것이 안전해 보이
나 지나치게 힘을 주어 자칫 상처를 입을 수 있기 때문이다.

깎을 때는 귀퉁이의 날카로운 부분을 동그랗게 깎아내려고 해서
는 안 된다. 감각신경이 손상된 당뇨병 환자는 이 부분에서 너무 많
이 깎게 되고 살을 약간 다치게 된다. 아프지 않으므로 상처를 돌보
지 않아 염증이 생긴다. 그러므로 너무 깊숙이 깎지 않도록 항상 주
의를 기울인다.

당뇨병 환자가 특히 주의해야 할 것

첫째, 흡연은 마약이나 술보다 더 무섭고 에이즈 사망률의 11배에 달하며 모든 교통사고를 합한 것보다 7배나 많다. 제1차·제2차 세계대전, 베트남 전쟁의 피해보다 더 크다. 이렇게 무서운 결과를 가져오는 흡연이 당뇨병과 결합되면 핵전쟁 수준이다. 당뇨병 증상이 나타나면 반드시 담배를 끊어야 한다.

둘째, 당뇨병 환자에게 발톱 관리는 매우 중요하다. 사소한 발톱이라고 소홀히 했다가는 자칫 다리를 잃을 수도 있다. 스스로 발톱을 깎지 못할 경우 주변인의 도움을 청하거나 전문가에게 맡긴다. 발톱 근처의 피부 역시 언제나 조심해야 한다. 발톱이 외상을 입거나 무좀, 혈액순환 장애에 의해 휘어지는 경우가 많다. 발톱 문제는 모든 당뇨병 환자가 갖고 있다. 발톱이 살을 파고드는 내향성 발톱이기 때문이다. 너무 짧게 깎으면 이런 문제가 생기기 쉽고 너무 길면 다른 발가락을 다치게 한다.

셋째, 너무 뜨거운 물에 씻어서는 안 된다. 미지근한 물에서 씻고, 족탕을 너무 오래 해서는 안 되며, 부드러운 타월로 조심스럽게 말리고 보습 크림을 바른다.

넷째, 자기 스스로 혈당을 자주 체크한다. 주기적으로 혈액검사를 하고 특히 당화혈색소 수치를 알아야 한다.

다섯째, 적어도 1년에 2회 안과에 가야 한다. 당뇨병에 걸리면 시력이 급속히 저하되므로 시력검사를 해서 병의 진전 정도를 체크한다.

발 절단에 대해

당뇨병이 10년 정도 지나면 발의 감각이 무뎌지고 저린 증상이 나타난다. 이를 '당뇨병성말초신경병증'이라 한다. 통증이 심하지만 당뇨병 환자는 통증을 느끼지 못한다. 발에 심한 염증이 있어도 통증을 느끼지 못하기 때문에 아프지 않다고 생각하지만 속은 이미 다 썩어 있는 경우가 많다.

그 결과 당뇨발 환자는 입원하면서부터 '발 절단'이라는 무시무시한 진단을 받는다. 하지만 그 누구도 발을 자르리라고는 생각조차하지 않았기 때문에 발을 살리기 위해 여러 병원을 전전한다. 그러나 단순히 자르지 않는 게 성공인지, 자르는 것이 실패인지 생각해보아야 한다.

발을 절단해야 하는 경우는 발이 검게 썩었을 때, 또는 치료되지 않는 심한 감염 상태에서 생명이 위험한 경우다. 물론 다리를 잘라내는 일은 죽기보다 싫을 수도 있다. 하지만 소중한 생명을 구하기 위해 다리 하나를 잘라내는 용기는 감수해야 한다. 또한 다리를 자르지 않고도 병을 고칠 수 있으면 다행이지만 결국에는 돈도, 생명도 잃는다. 생명을 잃으면 다리 또한 잃는 것이기 때문에 처음부터

매년 11월 14일은 세계 당뇨병의 날

당뇨병에 대한 주의를 기울이고 당뇨병 증가를 막기 위해 세계보건기구(WTO)와 세계당뇨병연맹(IDF)은 11월 14일을 세계 당뇨병의 날로 정했다. 세계 당뇨병 인구는 전 인구의 약 5%로 추정되며 2030년에는 2배로 늘어나 10명 중 1명이 당뇨인이 될 전망이다. 우리나라는 30년 전 1% 미만으로 추정되던 당뇨병 인구가 현재 10% 수준으로 증가했다.

결단을 내리는 것이 본인에게는 물론이고 가족에게도 좋으며 비용, 시간, 정신에도 큰 도움이 된다.

의사로부터 다리 절단을 권유받으면 차분한 마음으로 가족과 함께 상의를 한 뒤 빠른 시간에 결정을 내리는 것이 좋다. 망설이는 만큼 모든 것이 마이너스라는 사실을 기억하자.

당뇨병 환자의 신발

당뇨병 환자는 특수신발을 신는 것이 도움이 된다. 신발을 살 때는 유명 메이커 제품을 사도록 하고 신발을 신고 난 후에 반드시 의사의 검사를 받도록 한다.

● 당뇨화는 누가 신어야 할까?

1. 발이 시리고 저리고 화끈화끈한 사람
2. 발 변형이 온 사람

3. 발바닥에 굳은살이 생긴 사람

4. 과거에 발에 상처가 났던 사람

통풍
바람만 불어도 아프다

통풍은 역사적으로 가장 오래된 질환 중의 하나다. "바람만 불어도 아프다."고 하여 통풍이라 불린다. 예전부터 기름지고 영양가 있는 음식을 많이 먹는 사람들이 잘 걸리는 병으로 알려져 있어 서양에서는 '왕의 병'으로 불리기도 했다.

통풍은 체내에 퓨린이란 물질의 대사산물인 요산 결정체가 조직 내에 침착되어 생기는 질환으로 관절 부위가 붓고 벌겋게 되며, 염증에 의해 심한 통증을 일으킨다. 술, 특히 맥주와 고기, 등푸른 생선 등의 안주에는 퓨린이라는 물질이 많이 들어 있다. 그러므로 과도한 음주를 피하고 신선한 야채를 많이 먹는 식습관을 들여야 한다.

증상　통풍은 원발성 통풍과 속발성 통풍이 있다. 원발성 통풍은 원인을 알 수 없는 경우로 주로 40대의 성인 남자에게서 발생한다. 속발성 통풍은 핵산의 파괴량이 증가하거나, 신장의 기능 저하로 요산의 배설이 감소해 혈중 요산치가 증가하여 발생한다.

통풍성 관절염은 대부분 발, 발목, 무릎 등 다리 쪽에 우선적으로 발생한다. 주로 엄지발가락 관절을 침범하게 되는데 관절 부위가 부어오르고 벌겋게 열이 나면서 심한 통증을 느낀다. 어떤 환자는 고양이가 사뿐히 지나가는 진동에도 자극이 되어 아프다는 표현을 한다. 통풍은 심한 염증성 관절염을 일으키고, 극심한 발작성 관절통을 느끼게 된다.

급성 통풍을 일으키는 원인으로는 잘못된 운동, 수술, 감염, 과량의 알코올 및 과다한 음식물의 섭취 등이다. 급성 통풍일 때에는 발열, 동통, 종창 등의 증세가 있으며 심하면 봉소염(종기)과 비슷한 모양으로서 심한 발작성 격통激痛을 겪는다. 특히 밤에 통증이 심하다.

 술을 어느 정도 마시면 통풍에 걸리나?

통풍은 기름진 산해진미를 많이 먹고 적당한 운동을 하지 않는 40~50대 중년 남성들에게 많이 나타난다. 매일 2잔 이상의 술은 통풍 가능성을 2배 이상 높이며, 반복적인 음주습관은 비만, 과체중으로 연결된다.
뚱뚱한 사람들은 세포가 파괴되는 속도가 빠른데, 이때에도 요산이 많이 생겨난다. 최근 서구화된 식생활로 요산 생성이 많은 단백질 섭취가 늘어나면서 통풍을 호소하는 인구가 늘어나고 있다.

처음 발작 후에는 증세가 없는 기간이 수주에서 수년까지 지속되는데 5% 정도에서 재발이 없을 수도 있다. 그러나 급성 통풍이 계속재발되면, 관절 내에 분필가루 같은 요산 결정이 침착되어 관절이파괴되면서 점차 뻣뻣해진다.

자가진단법　통풍은 심한 통증을 유발해서 일상생활을 힘들게 하므로 초기에 발견해서 치료하는 것이 좋다. 물론 예방이 최선의 방법이므로 이유 없이 통증을 느끼면 자신이 통풍에 걸렸는지 진단해 보아야 한다.

뚱뚱하거나 술을 많이 마시는 사람, 고혈압, 콩팥 기능이 저하된사람, 이뇨제, 항생제 등의 특정 약을 복용하는 사람, 가족 중에 통풍을 앓은 사람이 있는 경우에 통풍에 걸리기 쉽다. 또 엄지발가락과하지 관절 부위가 주로 밤에 갑자기 붓고 발적(피부나 점막에 염증이생겼을 때에 그 부분이 빨갛게 부어오르는 현상)이 있으며, 격심한 통증이 있을 때, 혈액 내 요산 수치가 높다면 통풍을 의심해 봐야 한다.

치료　통풍은 진찰 및 관절액 검사, 엑스레이 검사, 혈액 검사 등으로 진단할 수 있다. 급성기 관절염을 치료하고 발작

재발을 막고 합병증을 예방하기 위해서는 꾸준한 약물 치료가 필요하다. 통풍은 증상이 간헐적으로 반복하므로 적절한 치료 시기를 놓치기 쉽다. 통증이 왔다가 사라지면 그냥 지나치기 때문이다. 하지만 제때 치료하지 않으면 만성결정성통풍으로 진행되어 관절 변형 등을 유발한다.

일단 통풍 진단을 받으면 술과 고기 등 퓨린을 많이 함유한 음식 섭취를 줄이고, 과일, 오이와 같은 신선한 야채를 섭취한다. 그리고 통풍 발작이 오면 아픈 관절에 무리를 가하지 않도록 하고, 편한 신발을 신어야 한다. 식이요법으로는 정어리, 멸치, 간 등 퓨린을 많이 함유한 음식의 섭취를 피하고, 체중을 감소시키며, 저지방의 식사를 하고, 많은 양의 물을 섭취하는 것도 도움이 된다.

땀이 많은 발
축축할 정도로 땀이 나요

깨끗한 발인데도 특별한 이유 없이 땀이 많이 나는 발이 있다. 땀이 나는 것은 자연적인 현상이지만 발에 땀이 나면 생활에 불편을 초래하고 냄새를 일으킨다. 또 축축한 느낌이 들어 기분이 상쾌하지 않다. 발에 땀 나는 것은 선천적인 경우도 있지만 정신적인 스트레스나 예민함 때문에 발생하는 경우도 있다. 특히 청소년기나 젊은 사람에게 많다. 또한 빈혈이나 갑상성 기능 항진증과 같은 전신 질환에서도 이러한 증상이 나타날 수 있다.

땀을 억제하는 방법

1. 따뜻한 물에 자주 발을 담근다. 이때 순한 비누를 사용한다.
2. 땀을 흡수할 수 있는 양말(면이나 모직 양말)을 신는다(나일론 양말과 같은 합성 양말은 피한다).
4. 하루에 여러 번 양말을 갈아 신는다.
5. 신발은 가능한 한 천연가죽 신발을 신고 합성소재는 피한다.
6. 발한 작용을 감소시키는 제품을 사용하거나 흡수성 발 파우더를 사용한다.
7. 의사의 처방을 받은 항생제 연고를 사용한다.

피곤한 발

이 증세는 모든 연령층에서 많이 나타나지만 딱 꼬집어서 어느 부분이 잘못 되었다고 진단을 내리기는 어렵다. 장시간 서서 일하는 사람, 항상 책상에 앉아서 일하는 사람, 하루 종일 걷는 사람, 과도한 운동을 하는 사람, 잠이 부족하거나 스트레스를 받아 피곤한 사람도 발의 피로를 느낀다. 여성은 생리 중에 발이 피곤해진다. 빈혈,

저혈압, 당뇨병, 간장 질환 환자도 발의 피곤증을 느낀다.

발이 자주 피곤한데 그 원인을 찾기 어려우면 전문의를 찾아가 진단을 받는다. 평소 적정하고 규칙적인 운동, 편안한 신발, 올바른 식습관, 스트레스 해소, 마사지 등의 발관리가 가장 좋은 예방법이다.

저린 발

발이 저리는 일은 자주 나타난다. 발의 신경에 이상이 있을 때 발이 저린다. 발의 신경은 허리에서 시작하여 다리를 거쳐 발에 도달하기 때문에 허리 디스크도 발이 저린 증세를 나타낸다. 이외에 당뇨를 오래 앓은 사람, 과도한 음주에 의한 알코올성 신경증, 약에 의한 부작용으로 나타나는 말초신경증이 원인이 된다. 발이 붓거나 피곤한 경우에도 저린 증세가 나타난다.

차가운 발

발이 차가운 사람은 선천적인 원인일 경우가 많다. 발이 차가우면 잠들기 어렵고 몸이 가뿐하지 못하다. 남성보다 여성이 많은데 발 냉증의 가장 큰 원인은 자율신경계의 이상이다. 사람마다 다르지만 냉증은 갱년기에 잘 나타나며 육체적 스트레스에도 큰 원인이 있다.

목욕이나 족욕이 효과가 좋으며 꾸준한 운동과 식생활 개선이 필요하다. 증세가 심한 경우 약물 치료를 할 수 있다.

가려운 발

발이 가려우면 신경이 날카로워지고 짜증이 난다. 가려움증은 사소한 질환 같지만 생활에 불편을 초래한다. 가려움의 가장 큰 원인은 무좀이다. 무좀은 피부에 백선균이라는 곰팡이가 감염되어 발생하며 발바닥, 발가락 사이, 발톱에 발생한다. 남성보다는 여성에게 많다.

매일 발을 깨끗이 씻고 잘 말리는 것이 예방에 도움이 된다. 피부가 건조해지면 가려움증이 일어나므로 보습 크림을 발라서 잘 관리하도록 한다. 민간요법을 사용하는 것은 금물이며, 가려움증이 심해지면 전문 의사의 상담을 받는다.

갈라지는 발

건조 피부는 질병은 아니지만 생활에 불편을 안겨 주고 적지 않은 고통을 유발한다. 발의 피부에 부드러움이 상실되고 수분이 줄어들 때 나타난다. 유전적 원인이 많으며 나이를 먹을수록 더 심해진다. 건조한 발을 그냥 두면 피부가 갈라져 고통을 받는다. 발뒤꿈치 갈라짐이 가장 대표적이다. 겨울에 더욱 심하며 습진과 건선(마른 버짐)이 나타나 발의 피부를 거칠게 만든다. 발뒤꿈치의 만성적인 갈라짐은 갑상선이나 당뇨병을 의심할 수 있다.

발이 건조한 사람은 늘 양말을 신고, 집에서는 약간 습하게 하는 것이 좋다. 따뜻한 물에 발을 20분 정도 담그고 완전히 건조시킨 후 로션을 발라 준다. 뒤꿈치가 갈라질 때는 자기 전에 뜨거운 물에 20분 정도 담근 후 잘 건조시킨 다음에 사포로 문지른다. 보습 크림이나 오일을 발라 주고 뒤꿈치만 랩으로 싼 후 다음날 아침에 풀면 부드러워진다. 또는 깨끗이 씻은 후 안티프라민을 바르고 랩으로 싼 후 1시간 정도 후에 풀어 줘도 효과가 있다.

소아첨내반족

어린이의 다리가 휜 기형성 다리를 말하며 클럽풋club foot이라고도 부른다. 발에 나타나는 가장 흔한 선천성 기형으로 발의 앞쪽은 안쪽으로 휘어 있고 발뒤꿈치도 안쪽으로 휘어 있으며 발목 관절은 발바닥 쪽으로 휘어 마치 골프채 머리 부분과 같은 모양을 이룬다. 이 질환은 1,000명당 1~2명 정도로 발생한다. 남아가 여아보다 2배 더 높으며, 절반 정도에서는 양쪽 발 모두에 기형이 있다.

정확한 원인은 알 수 없으며 유전, 신경마비, 발달장애가 주원인으로 꼽힌다.

치료 치료는 가급적 빨리 시작하는 것이 좋다. 비수술적 치료와 수술 중 어느 것이 좋은지에 대해서는 의학적으로 의견이 다르지만 처음에는 비수술적 방법으로 치료하는 것이 좋다. 첨내반족은 육안으로 식별이 가능하므로 유아일 때부터 교정 치료를 해야 효과가 높다. 석고 붕대 치료를 주로 행하며 약 2~4개월의 치료 기간이 필요하다. 이후에는 보조기를 착용하는데 보통 3~4년 동안은 밤에 잘 때 보조기를 채워 주어야 한다.

수술은 생후 6개월에서 9개월 또는 12개월 이전에 실시한다. 이 시기에 짧아진 근육과 인대를 늘여 주는 수술을 하고 석고 붕대로 유지해 주는 치료를 한다. 이 시기를 놓치면 근육과 인대뿐 아니라 뼈에 대해서도 수술을 해야 할 가능성이 커진다.

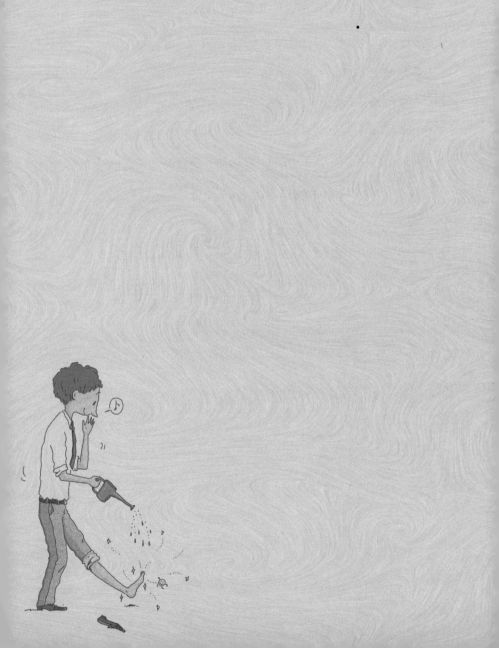

CHAPTER 3

신발 사용설명서

"사람이란 편평한 발톱과 두 발을 가진 날개 없는 동물이다."
– 플라톤

원래 신발은 사람의 발을 추위와 더위, 상처로부터 보호하고 이동하기 편하게 하기 위해 만들어진 것이다. 그러나 사람들이 멋과 아름다움에 관심을 갖기 시작하면서부터 신발은 보호의 기능보다는 패션의 기능이 더 중요해지게 되었다. 문제는 그 패션이 사람에게 고통을 안겨 준다는 사실이다. 그렇다면 패션과 보호를 겸비한 신발을 만들면 될 텐데, 아쉽게도 두 가지를 합하는 일은 물과 기름을 합하는 것보다 더 어렵다. 어쩌면 영원히 어려울지도 모르겠다.

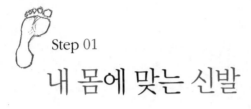

Step 01

내 몸에 맞는 신발

우리의 발은 몸의 어느 부분 못지않게 중요한 역할을 한다. 새끼발가락의 작은 발톱에서부터 무릎을 지나 허벅지까지 각자 없어서는 안 될 소중한 기능을 담당하고 있다. 이 기능 중 하나라도 이상이 생기면 몸은 피곤해지고 삶의 행복을 잃어버리게 된다.

발에 생기는 질환은 무척 많고 다양하다. 그중에는 선천적인 요인으로 인해 발생하는 어쩔 수 없는 질환도 있지만 예측 불허의 사고, 관리 소홀, 알 수 없는 원인으로 발생하는 것도 많다. 많은 원인 중에는 놀랍게도 우리가 신는 신발과 보행습관에서 비롯되는 것도 있다. 이제까지 살펴본 것처럼 후천적 발 질환의 70%는 신발에 기인한다고 해도 과언이 아니다.

이제 건강하고 멋진 발을 갖기 위한 생활 속의 예방법을 살펴보자. 첫째는 '신발'이고 둘째는 '올바른 운동 방법'이다. 이 두 가지를 정확히 알고 잘 지킨다면 발 질환에 걸릴 일은 크게 줄어든다.

신발과 발의 관계

왜 발은 고통스러운가? 가장 큰 원인을 고르라면 답은 신발이다. 모든 사람의 75%는 살면서 한 번 이상 발의 고통을 겪는다. 여성들의 뾰족한 신발은 두말할 필요 없이 발 질환의 주범이다. 아프지 않고 하이힐을 신을 수 있는 사람은 바비 인형밖에 없다. 그러므로 당신이 바비 인형이 아닌 이상 신발의 선택과 착용에 신중을 기해야 한다. 원래 신발은 사람의 발을 추위와 더위, 상처로부터 보호하고 이동하기 편하게 하기 위해 만들어진 것이다. 그러나 사람들이 멋과 아름다움에 관심을 갖기 시작하면서부터 신발은 보호의 기능보다는 패션의 기능이 더 중요해지게 되었다. 문제는 그 패션이 사람에게 고통을 안겨 준다는 사실이다. 그렇다면 패션과 보호를 겸비한 신발을 만들면 될 텐데, 아쉽게도 두 가지를 합하는 일은 물과 기름을 합하는 것보다 더 어렵다. 어쩌면 영원히 어려울지도 모르겠다.

다음은 대표적인 발 질환 중 신발에 원인이 있는 것이다.

질환증상 및 특징치료법

구분	증상 및 특징	치료법
무지외반증	엄지발가락이 안쪽으로 휘어진다.	신발 교정, 절골술
소건막류	새끼발가락 바로 밑 부분이 빨갛게 된다.	푹신한 패드, 소건막류 절골술
지간신경종	셋째·넷째발가락 안에 작은 신경종이 생긴다.	주사 치료, 절제술
굳은살	발바닥에 두꺼운 굳은살이 생긴다.	절제술

신발에는 구두, 운동화, 하이힐, 단화, 군화, 축구화, 작업화, 방한화, 슬리퍼, 실내화, 장화, 부츠 등 그 종류가 엄청나게 많다. 또 끈이 있는 것, 지퍼가 달린 것, 단추가 달린 것도 있고, 가죽으로 만든 것, 천으로 만든 것, 비닐로 만든 것도 있다. 우리는 용도에 맞게 신발을 신지만 어느 신발이든 가장 중요한 점은 신어서 편해야 한다는 점이다. 아무리 멋지고 값비싼 신발이라 하더라도 신어서 불편하면 신발이 아니라 고문 도구가 된다. 그러므로 언제 어느 때든지 자신에게 맞는 편안한 신발을 신어야 한다.

오늘날 신발은 패션의 기능이 강하기 때문에 옷과 조화가 되지 않는 신발을 착용하기란 어렵다. 예컨대 예쁜 원피스를 입고 두툼한 운동화를 신는다든지, 멋진 양복을 입고 작업용 방한화를 신을 수는 없기 때문이다. 그러나 어떤 종류의 신발이 되었든 좋은 신발을 고르는 방법은 있다. 다음의 10가지를 기억하여 자신에게 맞는 신발을 고르자.

1. 신발의 사이즈 숫자를 그대로 믿어서는 안 된다. 회사마다 치수가 약간씩 다르기 때문에 꼭 직접 신어 봐야 한다.

2. 자신의 발 모양과 비슷한 모양의 신발을 골라야 한다. 발의 볼이 넓은 사람은 넓은 신발로, 볼이 좁은 사람은 좁은 것을 고른다.

3. 발의 크기를 정기적으로 잰다. 나이가 듦에 따라 발은 조금씩 커지기 때문이다.

4. 양발의 크기가 같은지 꼭 확인한다. 오른발과 왼발은 그 크기가 다르다. 당연히 큰 쪽을 기준으로 신을 구입한다.

5. 신은 오후에 구입한다. 오전보다 오후에는 발이 붓게 되어 오전에 신발을 고를 경우 오후에는 꽉 껴서 불편하기 때문이다.

6. 신발이 발에 맞는지 확인할 때는 반드시 일어서서 확인을 한다. 발 앞에는 1~1.2cm 정도의 여유가 적당하고 뒤꿈치의 높이는 2~2.5cm가 가장 좋다.

7. 평소에 신는 두께의 양말을 착용하고 신발을 신어 봐야 하고 적어도 4~5켤레의 신발을 시험해 봐야 한다.

8. 발에 꼭 끼는 신발은 구입하지 않는다. 후에 신발이 늘어날 것을 기대하는 경우가 있는데 그 전에 발이 먼저 변형이 올 수

있다.

9. 뒤꿈치는 신발 뒤축에서 가능한 한 움직임이 적은 것이 좋다.

10. 신을 신고 서너 걸음 걸을 때 편하다는 느낌이 있어야 한다.

신발의 재질에 대해서는 논란의 여지가 있는데 현재로서는 질 좋은 소가죽을 능가하는 재질은 없다. 인조 가죽이 아무리 좋아도 천연 소가죽보다는 못하다. 푹신한 운동화도 추천할 만한 신발이다. 최근에 끝이 뾰족하고 밑창이 두꺼운 운동화가 나오고 있는데 이는 그다지 적합한 신발이 아니다.

 신발을 고를 때 알아야 할 발의 상식

1. 오른쪽 발과 왼쪽 발의 크기와 모양은 다르다.
2. 발은 아침과 저녁에 따라 다르다.
3. 나이가 들면서 발의 폭이 커지고 크기도 변한다.
4. 여자는 출산 후 발이 커진다.

좋은 운동화를 고르는 방법

과거에 운동화는 운동을 잘하기 위해 만들어졌지만 오늘날에는 모양을 먼저 따져 기능이 변질된 제품들이 있다. 운동화는 하이힐이나 구두보다 확실히 편안한 신발이지만 운동화를 살 때도 주의를 기울여야 한다.

다음은 좋은 운동화를 고르는 방법이다.

1. 윗부분은 통기성이 있고 봉제선이 잘 정리되어 있어야 한다.

2. 발의 충격을 흡수할 수 있는 적당한 쿠션이 있는 바닥이어야 한다.

3. 땀을 밑으로 빼낼 수 있어야 한다.

4. 발가락 앞의 여유가 1cm 정도면 적당하다.

5. 밑바닥은 탄력성이 있어야 한다.

6. 불이 잘 맞는지 확인하고 발뒤꿈치가 움직이지 않아야 한다.

어린이 신발을 고를 때 유의할 점

어린이 신발은 특히 중요하다. 성장기에 좋은 신발을 신지 않으면 발육에 지장이 있고 발의 변형을 불러올 수 있기 때문이다. 대부분의 부모들은 아이에게 예쁜 신발을 신기려 하지만 너무 멋만 강조했다가는 큰 문제를 일으킬 수 있다. 또 아이의 신발 선택권은 대부분 부모에게 있으므로 잘못된 신발로 인한 발의 고통은 100% 부모에게 책임이 있다는 것을 명심해야 한다.

다음은 어린이 신발을 고를 때 유의할 점이다.

1. 걷지 못하는 유아의 경우는 신발이 필요 없다. 목이 긴 양말이

면 충분하다.

2. 3세 정도 아이는 목이 긴 신발이 좋다.

3. 어린이가 신을 신은 즉시 편하다는 느낌을 가져야 한다. 자랄 것을 염두에 두고 너무 큰 것을 구입해서는 안 된다.

4. 신발 속에서 발가락이 충분히 움직일 정도의 여유가 있어야 한다.

5. 발끝과 신발 끝 사이에 엄지손가락 정도의 여유가 있어야 한다.

6. 신발 안에서 뒤꿈치가 헐렁거려서는 안 된다.

7. 신발 깔창은 충분한 쿠션이 있어야 한다. 이때 발 아치를 만들어 주는 깔창이 굳이 필요하지는 않다. 아이는 16개월 이전에는 평발이 정상이며 6~8세까지 발이 자라면서 아치가 형성된다.

8. 어린이들은 활동이 많기 때문에 발에 땀이 많이 난다. 재질은 가죽이나 면 종류처럼 통기가 잘되는 것이 좋다. 플라스틱 종류는 좋지 않다.

9. 밑바닥이 너무 매끈한 것은 바닥과의 심한 마찰로 넘어지기가 쉬우므로 주의해야 한다.

10. 굽은 없는 것이 좋으며, 있더라도 2.5cm 이내가 좋다.

노인용 신발을 고르는 방법

건강한 삶을 살고 행복한 마무리를 하기 위해 노인들의 건강은 특히 중요하다. 노인들이 활동이 적기는 하지만 건강을 유지하기 위해 좋은 신발은 필수적이다.

다음은 노인용 신발을 고를 때 유의할 점이다.

1. 달리기용 신발처럼 앞쪽이 약간 둥글게 올라간 신발이 좋다.
2. 밑창이 양옆으로 많이 나와 있는 두꺼운 고무 밑창은 양탄자 같은 바닥에서 쉽게 걸려서 넘어질 수 있으므로 피한다.
3. 끈으로 묶는 신발은 발을 신발 안에 잘 고정할 수 있고 발이 붓 거나 보조기, 깔창 등을 넣을 경우에도 조정을 할 수 있기 때문에 안전하다.
4. 바닥이 미끄러운 신발은 신지 말아야 한다. 너무 헐렁하거나 잘 맞지 않는 신발도 신어서는 안 된다.
5. 쿠션이 과다한 신발도 너무 부드럽거나 불안정하기 때문에 피해야 한다. 새 신발을 구입할 때는 저녁에 사야 한다.
6. 자신의 발 모양과 비슷한 형태를 가지는 신발을 골라야 잘 맞고 불편함이 적고 더욱 안전하다. 처음 신었을 때 편안한 느낌이 와야 한다.
7. 신발이 늘어날 것을 고려해서 너무 조이는 신발을 골라서는 안 된다.

운동할 때 어떤 신발이 좋을까?

최근 건강에 대한 관심이 높아지면서 조깅을 비롯해 농구, 축구, 테니스 등 다양한 스포츠에 참여하는 인구가 폭발적으로 늘어났다. 이제 운동은 하나의 생활로 자리를 잡아가고 있다. 과거에 운동을 할 때 신는 신발은 천편일률적인 모양이었다. 그러나 요즘은 각 스포츠에 맞는 다양한 신발을 신는다. 이는 바람직한 현상이지만 정확한 지식 없이 신발을 구입하는 경우가 대부분이다. 패션이나 가격을 떠나 운동에 맞는 신발을 고르는 것이 운동의 효과를 높이고 건강한 발을 만드는 첫 번째 요소다.

런닝화

보통 조깅할 때 신는 신발이다. 이 신발의 중요성은 충격 흡수에 있다. 밑창에 쿠션이 좋고 탄력이 있으며 좌우로 비틀림이 적어야 한다. 또한 뒤꿈치 부분이 단단하여 뛸 때 뒤꿈치의 비틀림을 막아야 한다.

걷기용 신발

당뇨나 심혈관계 질환이 있는 사람은 조깅보다는 걷기 운동을 많이 한다. 이때 무조건 운동화를 신어서는 안 되며 질환의 상태에 따라 적정한 신발을 고르도록 한다. 또 건강한 사람도 걷기용 신발을 따로 구비하는 것이 좋다. 걷기용 신발은 우선 가벼워야 한다. 밑창이 둥근 것이 좋은데 이 모양은 뒤꿈치와 발가락 뿌리 부분에 충격 흡수가 잘된다. 이 신발은 선반에 놓았을 때 신발 앞 끝이 올라간 것으로 확인할 수 있다. 또한 밑창이 견고하여 잘 구부러지지 않는 것이 좋다.

테니스용 신발

테니스를 할 때는 발이 좌우로 움직이는 경우가 많다. 그러므로 좌우의 운동에 안정감이 있는 밑창의 형태, 즉 밑창이 약간 옆으로 퍼진 것이 좋다. 또한 부드럽고 잘 구부러지는 재질이 좋은데 이는 순간적으로 네트에서 앞으로 뛰어나가는 데 도움이 된다.

농구화

농구는 청소년들이 즐겨 하는 운동이다. 청소년기에 발의 관리는 평생의 건강에 영향을 주므로 가급적 좋은 농구화를 구입하여 착용하도록 한다. 농구를 할 때 가장 많이 발생하는 부상은 발목을 삐는 것이다. 그러므로 목이 긴 농구화를 반드시 신어야 한다. 깔창과 밑창이 두껍고 견고한 신발을 구입한다. 안정감을 주고 점프 시 충격을 흡수하기 때문이다.

Step 02
당뇨병 환자의 신발

당뇨병 환자에게 있어 신발은 그 무엇보다 중요하다. 발과 당뇨병은 밀접한 관계를 맺고 있으므로 발의 보호가 최우선적이며 신발이 그 임무를 담당하고 있기 때문이다.

앞에서 설명한 것처럼 당뇨병은 혈액순환 장애와 신경 손상으로 인해 발의 감각이 떨어지고 외부의 작은 충격에도 쉽게 상처를 입는다. 하지만 발에 감각이 없어 통증을 느끼지 못하므로 상처 부위는 쉽게 감염이 되고 면역성 저하와 함께 치료는 어렵게 되며 심지어는 절단으로까지 이르게 된다. 실제로 당뇨인의 15~20%가 고생하고 있는 발 질환을 예방하기 위한 가장 좋은 방법은 올바른 신발 고르기로부터 시작된다. 다음은 당뇨병 환자가 구두를 신어야 할 경우 좋은 구두 고르는 방법이다.

1. **앞부분이 넓고 높은 형태의 구두** : 구두와 발가락과의 접촉을 최소화해 발가락의 상처를 예방해 줘야 한다. 구두의 앞부분이 넓고 높은 형태로 제작해 신는다.

2. **발바닥 전체에 압력이 골고루 분포할 수 있는 구두** : 발바닥에 가해지는 체중의 충격을 최소한으로 줄이기 위해 충격 흡수력이 뛰어나야 하며 발바닥 전체에 압력이 골고루 분산되도록 한다.

3. **구두창이 둥글고 높은 구두** : 통증에 가장 민감한 부분인 발등과 볼 부위의 압력이 감소하도록 구두창이 둥글고 높아야 한다.

4. **외부 충격을 완화시켜 주는 구두** : 외피와 내피 사이에 부드러운 스펀지 등을 사용해 외부에서 충격이 오더라도 발을 보호해 주고 재봉선을 최소화하여 발을 보호해야 한다.

5. **안전한 보행을 도와주는 구두** : 당뇨병 환자의 경우 감각이 떨어지기 때문에 걸음걸이가 부자연스러운 경우가 많다. 따라서 발의 균형을 잡아 주어 변형을 막고 불균형한 보행이 되지 않도록 하여 통증 해소와 부상을 방지해야 한다.

6. **가볍고, 미끄럼 방지 밑창이 있는 구두** : 당뇨병 환자의 신발은 가죽이 부드럽고 발에 무리를 주지 않기 위하여 아주 가벼워야 한다. 또한 미끄럼 방지 기능이 있는 밑창을 사용해 낙상 등의 사고를 방지해야 한다.

기능성 깔창

발에 변형이 왔거나 그 외 문제가 있는 사람은 기능성 깔창을 사용하면 좋다. 기능성 깔창은 신발 안에 넣어서 발의 비정상적인 구조를 바르게 잡거나 통증을 완화시키는 목적으로 특수하게 고안된 기구다. 이는 발을 적절한 위치에 있게 하고 안정화시킴으로써 발의 기능을 향상시키고 통증을 줄여 주는 역할을 한다. 또한 통증이 있는 곳의 체중을 줄여 주고, 발이나 발가락에 생기는 과도한 압력과 마찰을 줄여 준다. 이러한 깔창을 제작(구입)할 때에는 의사의 상담을 거친 후 전문 제작자에게 의뢰해서 맞추어야 한다.

기능성 깔창이 필요한 경우

1. 소아와 성인 평발

2. 오목발

3. 기형발

4. 통증 및 피로를 유발하는 발

5. 당뇨발

6. 류머티즘 발

7. 노인의 발

8. 아킬레스건염

9. 운동으로 인한 족부 통증이 있는 경우

맞춤 깔창과 맞춤 신발 중 어느 것이 좋을까?

당뇨병 환자를 위한 신발은 맞춤 깔창과 맞춤 신발 중 어느 것이 더 좋은지에 대해서는 논란의 여지가 있다. 당뇨병 환자라고 모두 특별한 신발이나 깔창이 필요한 것은 아니다. 사실 볼이 넓고 쿠션이 좋은 운동화면 된다. 발에 변형이 있다거나 추후 절단의 위험성이 있는지 의사와 상담해서 그 목적에 맞게 선택하면 된다. 어느 경우이든지 다음의 사항을 명심해야 한다.

1. 대부분 궤양이 발바닥 쪽에 생기므로 발바닥의 어느 한 곳에 압력이 모이는 곳이 있다면 이곳의 압력을 다른 곳으로 분산시켜야 한다.
2. 압력이 계속 한 곳에 가해지면 궤양이 생길 수 있으므로 수직 압력을 감소시키는 견고하면서도 쿠션이 있는 소재를 선택한다.
3. 맞춤 신발의 경우 재질과 소재가 발을 적절한 힘으로 잡아 줄 수 있어야 한다.
4. 변형이 심한 발이나 발가락 한두 개를 잃었을 경우에는 맞춤 신발이 필요하며 의사와 상담 후 좋은 제작사를 통해 맞추어야 한다.
5. 변형이 심하지 않지만 발바닥에 굳은살이나 압력이 모이는 이상 부위가 있는 환자는 깔창만 맞추어도 많은 도움을 받는다.
6. 후족부의 회전 변형이 있는 경우도 심하지 않다면 수술 전에 깔창으로 어느 정도 교정 효과를 볼 수 있다.
7. 깔창은 쿠션 효과가 3~6개월이면 줄기 때문에 자주 새로 맞추는 것이 좋다.
8. 수입용 특수 깔창은 광고에서처럼 만병통치약이 아니므로 구입 전에 사용한 사람들의 의견을 듣도록 하고, 의사와 상담하도록 한다.

10. 특별한 이유 없이 보통의 신발 착용에 문제가 있는 경우

11. 만성 발목 염좌

12. O자형 다리, X자형 다리

13. 다리 길이에 차이가 있는 경우

Step 03

하이힐을 신었을 때
발 관리법

여성의 하이힐은 계륵과 같다. 버리자니 아깝고 가지고 있자니 문제가 많다. 그러나 현대를 살아가는 어떤 여성이든 하이힐을 신지 않을 수는 없다. 문제는 하이힐이 너무 많은 발 질환을 일으킨다는 점이다. 그러므로 하이힐을 신을 때는 주의사항을 잘 지켜 발의 건강을 유지해야 한다. 하이힐의 굽이 높아질수록 고통도 비례한다. 8cm, 9cm, 12cm로 올라가면 엄지발가락의 수난도 증가하고 발에 찾아오는 질환의 수도 비례한다. 젊은 시절 즐겨 신던 하이힐 속에서 엄지발가락은 엄청난 수난을 당하게 되고, 중년 이후 무거운 고통으로 다가온다.

힘찬병원 족부클리닉은 75kg인 사람이 맨발, 5cm 굽, 10cm 굽의 하이힐을 신을 경우 받게 되는 각각의 체중 부담을 조사해 보았다. 맨발일 경우 발가락 앞과 뒤에서 받는 체중 비율은 1 : 3 정도이지만 5cm 굽일 때는 1 : 2, 10cm 굽일 경우에는 반대로 앞쪽의 부담이 2 : 1로 늘어나는 것을 밝혀 냈다. 즉 굽이 높아지면 높아질수록 발 앞쪽과 발가락에 받는 하중과 압력이 커지는 것이다.

하이힐을 신을 때의 발 건강법

1. 가급적이면 일주일에 1~2일 이상 신지 않는다.
2. 1시간마다 구두를 벗고 발가락, 발목 운동을 하고 스트레칭한다.
3. 발가락에 무리가 적게 가도록 앞쪽 볼이 넓은 구두를 고른다.
4. 걸을 때는 의식적으로 허리를 펴고 걷는다.
5. 하이힐을 살 때는 50m 이상 걸어 보고 발이 편한지 살핀다.

하이힐을 오래 신으면

하이힐은 여성에게 고통을 안겨 주는 구조로 되어 있다. 하이힐을 오래 신으면 발 관절이 항상 꺾인 상태로 있게 되고 아킬레스건이 짧아지는 모양이 된다. 짧아진 아킬레스건은 걸을 때 발의 보폭을 줄이게 하므로 다리의 피로를 누적시킨다. 또한 발가락 쪽으로 힘이 쏠려 장기간 신을 경우 발의 변형, 티눈, 굳은살, 무지외반증 등을 초래할 수 있다.

하이힐, 압력밥솥 4배 압력

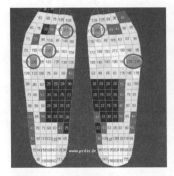

A양 운동화-발 압력 체크

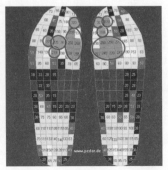

A양 하이힐-발 압력 체크

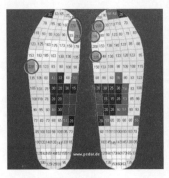

B양 운동화-발 압력 체크

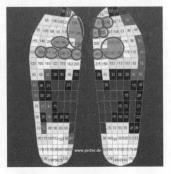

B양 하이힐-발 압력 체크

발의 압력은 구두 안창에 깐 얇은 패드속 99개 인공 센서를 통해 컴퓨터 화면으로 확인한다.

운동화 신었을 때와 비교해 하이힐 신었을 때 두 발의 첫째 · 둘째 발가락 끝 부분엔 선명한 빨간색(별색 원) 과 핑크색(검은색 원)이 촘촘하게 찍혀 있음을 볼 수 있다.

핑크색은 300킬로파스칼(kPa) 이상, 빨간색은 200킬로파스칼 이상 되는 압력이 가해지고 있다는 뜻이다. 압력밥솥에서 밥이 끓을 때 압력이 약 70킬로파스칼이니 그 4배 이상의 압력이다.

운동화 VS 하이힐 하지 체온변화 체크

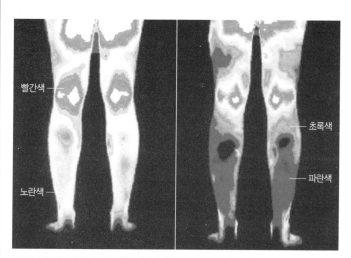

8시간 동안 하이힐을 신었을 때(오른쪽)와 운동화를 신었을 때(왼쪽)의 적외선 체열 사진. 운동화를 신었을 때는 정상 체열을 뜻하는 빨간색, 노란색이 주를 이루었지만, 하이힐을 신었을 때는 저체온을 뜻하는 파란색, 초록색 일색이었다.

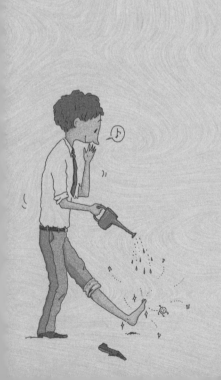

CHAPTER 4

피로를 푸는 발 관리법

"걷는 것은 인간에게 최고의 보약이다."
–히포크라테스

발은 늘 피곤하다. 물론 우리 몸은 하루 종일 작동하기 때문에 과도하게 움직였을 경우 모든 부위가 피곤하다. 그러나 뭐니 뭐니 해도 발이 가장 피곤하다. 우리의 몸무게를 그대로 지탱하면서 이곳저곳으로 옮겨 주어야 하기 때문이다. 이동을 하지 않고 하루 종일 의자에 앉아 있다 해도 다리는 피곤하다.

그러나 하루 종일 혹사한 다리를 위해 우리가 한 일이라고는 그저 씻는 것뿐이다. 그것도 어떤 때는 귀찮아서 대충 물만 뿌리고 만다. 우리는 평소에 다리에 고마움을 느껴야 하고 다리의 피로를 풀어 주는 마사지와 운동을 꾸준히 해야 한다. 수명이 다하는 그날까지 멋진 삶을 살기 위해서는 다리가 그 무엇보다 중요하다는 사실을 잊지 말아야 한다.

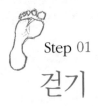

Step 01
걷기

발은 늘 피곤하다. 물론 우리 몸은 하루 종일 작동하기 때문에 과도하게 움직였을 경우 모든 부위가 피곤하다. 머리는 생각을 하느라 지끈거리고, 눈은 모니터를 바라보느라 충혈되고, 손은 자판을 두드리느라 피곤하다. 그러나 뭐니 뭐니 해도 발이 가장 피곤하다. 우리의 몸무게를 그대로 지탱하면서 이곳저곳으로 옮겨 주어야 하기 때문이다. 이동을 하지 않고 하루 종일 의자에 앉아 있다 해도 다리는 피곤하다. 오히려 더 피곤함을 느낀다.

일을 끝마치고 저녁에 집으로 돌아와 신을 벗는 순간 우리는 다리의 피곤함을 느낀다. "아이고, 다리 저려." "다리 쑤셔." "다리에 모래주머니가 달렸나 봐."라고 탄식을 내지르면서 "다리 마사지를 해야겠어." 혹은 "이번 일요일에는 달리기를 하든지 등산을 해서 다리의 피로를 풀어야지."라고 다짐하지만 대부분 그냥 지나가고 만다. 하루 종일 혹사한 다리를 위해 우리가 한 일이라고는 그저 씻는 것뿐이다. 그것도 어떤 때는 귀찮아서 대충 물만 뿌리고 만다.

소중한 다리를 이렇게 푸대접을 했다가는 언젠가 다리가 우리에게 "이제 더 이상 당신을 지탱하지 않겠습니다."라고 선언할 수도 있다. '설마 정말 그럴까?'라고 생각하지 마라. 다리는 어느 순간 주인을 배반하게 된다. 그것을 막기 위해서 우리는 평소에 다리에 고마움을 느껴야 하고 다리의 피로를 풀어 주는 마사지와 운동을 꾸준히 해야 한다. 수명이 다하는 그날까지 멋진 삶을 살기 위해서는 다리가 그 무엇보다 중요하다는 사실을 잊지 말기 바란다.

건강한 발을 유지하기 위한 방법

1. 하루에 1만 보 정도를 걷는다.
2. 발의 피로를 풀어 준다.
3. 규칙적으로 마사지를 한다.
4. 올바른 보행습관과 달리기 방법을 따른다.

하루에 1만 보를 걷자

평균적으로 성인은 하루 3km 내외를 걷는다. 대략 6,000보를 걷는 셈이다. 그러나 자동차로 이동을 하고 책상에 앉아서만 일을 하면 이 걸음수는 현저히 떨어진다. 예컨대 다음 경우를 보자. 아침에 아파트에서 나와 주차된 차를 타고 직장으로 향한다. 주차장에서 내려 엘리베이터에 올라 사무실로 들어가 곧바로 의자에 앉는다. 점심은 시켜서 먹고 오후에도 계속 의자에 앉아 일을 한다. 퇴근을 할 때도 엘리베이터-자동차-아파트의 순서를 밟는다.

이 경우 하루에 걷는 걸음의 수는 500보가 채 안 된다. 그렇게 되면 다리의 기능은 급속도로 저하된다. 그러므로 아무리 걷는 환경이 어려울지라도 하루에 최소 2,000보 정도는 의식적으로 걸어야 한다. 물론 하루 1만 보를 걸으면 가장 좋다.

바른 걸음걸이

걸음걸이가 잘못되면 보기에 좋지 않을 뿐만 아니라 뜻하지 않은 병을 부른다. 언제 어느 곳에서나 허리를 쭉 편 채 똑바로 걷도록 하고 가급적 하루에 1만 보 이상(3.5~4km)을 걷는다. 만보계를 구입해 걸음수를 측정하면 좋다. 팔을 좌우로 너무 심하게 흔들지 말고 보폭은 자신의 키에 맞추어 편안한 넓이로 걷는다.

걷는 거리가 많지 않은 사람이라면 휴일에 걷기 운동을 해서 보충을 하도록 한다. 맨발로 걸으면 발의 근육이 튼튼해지고 변형 방지에도 도움이 되므로 맨발 걷기를 한다. 이때 가급적 맨발 통행로를 이용하고 그렇지 않을 경우 상처를 입지 않도록 주의한다. 당뇨병 환자는 조그만 상처에도 아주 위험하기 때문에 실내에서도 양말을 신어야 한다.

나쁜 걸음걸이

다음과 같은 걸음걸이는 나쁜 걸음걸이다. 이렇게 걷지 않도록 의식적으로 주의해야 한다.

1. 게걸음 : 게처럼 옆으로 치우쳐 걷는 걸음이다. 천천히 걸어도 쉽게 피곤해지며 요통의 원인이 된다. 앞으로 구부리는 상태가 계속되면 위를 압박해서 위장을 약하게 만든다.

2. 고양이 등 모양의 걸음 : 무릎을 반듯이 펴지 않고 등이 구부정한 상태로 걷는 걸음이다. 무릎이 휘면 아름답지 못하고 어깨 결림, 요통, 신경통을 초래한다. 의식적으로 허리를 바르게 하도록 노력한다.

3. 안짱다리 걸음 : X다리의 사람에게 많다. 오래 걸으면 발톱에 통증을 주고 아킬레스건을 충분히 쓰지 못하게 된다. 그 상태가 오래 되면 발목과 무릎 관절까지도 나쁜 영향을 준다.

4. 비틀비틀 걸음 : 주로 하이힐을 신을 때 나타난다. 무릎, 발, 등뼈에 부담을 준다. 정신적으로도 불안정해지므로 빨리 고쳐야

한다.

걸음걸이 자가진단법

다음은 바르게 걷기 위한 자가진단법이다.

1. 옆모습을 거울에 비춰 보았을 때 등이 곧게 뻗어 있는가?

2. 걸을 때 목과 머리 부분이 바로 펴져 당겨진 상태인가?

3. 배를 꽉 조이고 걷는가?

4. 머리나 몸이 흔들리지 않는가?

5. 일직선으로 걷는가?

올바른 걷기 운동

걷기 운동은 많은 장점이 있다. 특별한 비용이 들지 않으며 임산부, 노약자, 비만자, 당뇨병 환자, 골다공증 환자 등도 적당한 걷기 운동으로 건강을 유지할 수 있다. 또 시간과 장소에 구애받지 않는다. 55kg인 사람이 1시간에 5km 정도를 걸으면 190칼로리 정도를 소모한다. 걷기 운동은 콜레스테롤이 체내에 쌓이는 것을 방지하며 스트레스를 없애고 우울증을 치료한다.

이외에도 순환계 기능을 높여 기억력이 좋아지며 두뇌회전을 빠르게 한다. 혈액순환을 원활하게 하고 신진대사를 촉진시키며, 심폐 기능을 강화시킨다. 소화와 심장 기능을 강화시키고 골격의 성장과 발달에도 도움을 준다. 나아가 요통 환자의 자세를 개선하고 통증을 완화시킨다. 이처럼 걷기는 우리 몸의 모든 기능을 촉진시킨다.

걷기 운동을 시작하기 전에 적절한 목표를 세우면 운동을 게을리 하지 않게 되고 더 즐거운 운동이 된다. 운동 계획표를 만들어 기록을 하면 성공할 확률이 더 높고 혼자 하는 것보다 동료가 있으면 더 좋다. 걷기 운동은 매일 할 필요는 없으며 일주일에 3회 정도가 적당하다. 물론 상황에 따라 늘려 나갈 수 있다.

건강한 사람의 경우, 걷기 운동을 할 때는 시속 6~7km의 속도로 1시간 30분 정도 걷는 것이 가장 좋다. 충분한 준비 운동을 하고 걷는 거리와 속도는 점차적으로 늘려간다. 복장은 편안한 옷이 좋으면 손을 자유롭게 한 상태에서 걷는다. 흙길이 가장 좋고 그 다음이 아스팔트, 그 다음이 콘크리트다. 콘크리트는 가급적 피하는 것이 좋다. 다음은 올바른 걷기 운동의 방법이다.

1. 시선은 10~15m 전방을 바라본다. 고개를 숙이고 걸으면 좋지 않다. 목과 어깨 근육에 무리를 준다.
2. 상체를 굽히지 않고 세운 상태로 걷는다.
3. 뒤꿈치부터 닿고 발바닥이 닿은 다음에 엄지발가락으로 지면을 차고 앞으로 나간다.

4. 무릎이 쭉 펴진 상태로 뒤꿈치가 바닥에 닿도록 한다.

5. 주먹은 가볍게 쥐고 팔꿈치는 90도로 굽히고 어깨를 축으로 앞뒤로 흔든다.

6. 팔은 가슴 이상으로 올리지 않는다.

7. 보폭을 너무 크게 하면 무리가 간다. 보폭을 짧게 하여 걸음 수를 늘리는 것이 효과적이다.

8. 걷는 속도는 숨이 약간 가쁘고 땀이 촉촉이 날 정도가 좋다.

9. 다리를 벌리고 걷지 않는다. 특히 비만인 사람은 다리를 벌리지 않도록 주의한다.

10. 복잡한 생각을 떨쳐 버리고 경쾌한 마음으로 걷는다.

보행을 위한 발 관리법

여행이나 건강 등의 이유로 많이 걸을 계획이 있다면 미리 발의 상태를 파악하고 여러 가지 준비를 해야 한다.

길을 떠나기 전에는 충격 흡수 기능이 있는 약간 두꺼운 양말을 신는 것이 좋으며 발을 씻으면 잘 건조시킨 다음 양말을 신는다. 파우더를 발가락 사이에 뿌려 주면 좋다. 오래 걸어 물집이 잡힌 경우, 임시방편으로 소독한 바늘과 같은 것으로 터트릴 수는 있으나 절대로 껍질째 벗겨 내서는 안 된다. 이때 감염을 방지하기 위해 상처 부위를 소독하고 항생제가 포함된 연고를 발라 준다.

발톱은 깨끗하게 깎고 일직선으로 반듯하게 깎아 주는 것이 좋다. 통증을 일으킬 만한 티눈이나 굳은살이 있을 경우 제거한다. 발가락이 꼬부라져 굳어진 망치 족지나 무지외반증이 있는 경우 운동을 본격적으로 시작하기 전에 의사의 상담을 받고 가급적 교정 후에 실시한다.

다양한 걷기 방법

우리는 보통 앞으로 걷는다. 그러나 운동을 위해서는 꼭 앞으로만 걸어야 할 필요는 없다. 또 평지가 아닌 곳에서도 걷기 운동을 할 수 있다. 다양한 걷기 방법을 통해 건강을 증진시키자.

1. 뒤로 걷기 : 건망증과 치매를 예방하고 기분 전환을 하고 싶을 때는 가벼운 마음으로 뒤로 걷는다. 이때 뒤에 장애물이 없는지 수시로 살핀다.

2. 빠른 걸음으로 걷기 : 간혹 빠른 걸음으로 걷는 것은 노화 방지에 도움이 된다. 상체를 숙이고 양손을 발걸음에 맞추어 발끝으로 경쾌하게 걷는다. 정신을 맑게 하고 다리를 강건하게 한다.

3. 이른 아침 걷기 : 닭이 울 시간에 일어나 마음을 가다듬고 가볍게 200~300보 정도 걷는다. 머리가 맑아지며 식욕을 증진시킨다. 아침에 걸을 때는 속도를 내면 안 된다.

4. 계단 오르내리기 : 계단을 오르내리는 운동은 전문 운동선수들도 하는 훈련법이다. 이는 근력 강화, 호흡기와 순환기 계통을 단련시켜 지구력을 키우는 데 많은 효과를 발휘한다. 단, 너무 무리해서는 안 되며 어두운 곳은 피해야 한다.

5. 잠자기 전 걷기 : 집밖으로 나가지 말고 집안에서 가벼운 마음으로 걷는다. 매일 밤 잠자기 전에 거실을 1,000보 정도 왔다갔다 한 다음 취침한다. 정신을 맑게 해주고 숙면을 취하게 해준다.

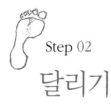

Step 02
달리기

달리기는 발 건강뿐 아니라 우리 몸 전체의 기능을 향상시킬 수 있는 좋은 운동이다. 요즘 달리기에 대한 관심이 높아져 달리기 동호회가 많이 생기고 있으며 마라톤 대회도 각 도시마다, 언론사마다 경쟁적으로 실시하고 있다. 바야흐로 달리기 인구는 그 어느 때보다 늘어나는 추세다. 이는 매우 좋은 현상이지만 잘못된 달리기 상식으로 부작용을 겪고, 부상을 입고, 다리에 나쁜 영향을 주는 일도 빈번히 벌어진다.

달리기를 할 때 발은 26개의 뼈와 33개의 관절, 112개의 인대 그리고 수많은 근육, 신경, 혈관이 모두 함께 작용하여 엄청난 시너지 효과를 낸다. 달리기를 할 때 가장 중요한 부위는 발이며, 균형, 안정, 추진력과 같은 주요한 기능들이 발에 달려 있다. 그러므로 달리기를 하기 전에는 달리기에 대한 기본 상식을 알고, 그에 따라 실천을 해야 한다.

달리기를 운동으로 선택한 사람은 우선 발 전문 병원을 찾아 의사의 상담을 받도록 한다. "달리기를 하는데 굳이 의사의 진단까지 받아야 하는가?"라고 넘어가지 말고 병원에서 자신의 발 상태에 대해 점검한 후 그에 맞는 프로그램을 선택하면 운동의 효과를 높일 수 있다. 의사의 상담을 받는 데는 시간을 많이 빼앗기는 것도 아니고 비용이 많이 드는 것도 아니다. 의사는 발의 상태에 따라 올바른 달리기 방법을 조언하고 필요한 경우 기능성 깔창 및 적절한 운동화를 처방해 주기도 한다. 이미 달리기 운동을 시작한 사람이라면 발 전문 병원을 정해 놓고 최소한 3개월에 1회 정도는 검진을 받도록 한다.

운동 전 반드시 스트레칭을

달리기는 온몸에 영향을 미치므로 그 전에 반드시 준비 운동을 하고 스트레칭을 충분히 해주어야 한다. 운동 전에 적절히 스트레칭을 했을 경우 근육이나 관절, 뼈에 발생하는 부상을 줄여 준다. 스트레칭은 통상 5~10분 정도 시행하되 스트레칭-멈춤-이완의 순서로 반동이 없이 한다. 이때 대퇴 및 하퇴의 뒤에 있는 추진 근육을 스트레칭하는 것이 특히 중요하다. 또한 앞쪽 근육도 잊지 말고 시행해야 한다.

스트레칭 방법

1. **벽 대고 밀기** : 벽에서 발 3개 거리를 두고 벽면을 바라보고 선다. 팔은 앞으로 쭉 펴서 손바닥을 벽면에 붙이고 무릎은 편다. 발바닥을 땅에 붙인 상태에서 팔을 굽혀 몸을 벽에 기대고 이런 자세로 약 10초간 유지한 후 풀어 준다. 반동을 이용하지 말아야 하며 5회 반복한다.

2. **다리 근육 스트레칭** : 의자 위에 한쪽 발을 올린다. 반대편 다리는 무릎을 편 상태에서 땅을 밟고 선다. 근육이 팽팽해질 때까지 머리를 무릎 쪽으로 숙인다. 10초 동안 자세를 유지한 후 풀어 준다. 5회 반복한 후에 반대편 다리도 같은 요령으로 시행한다.

3. **허리 근육 스트레칭** : 선 자세에서 다리는 곧게 펴고 발은 약간 벌린다. 이 자세에서 허리를 천천히 숙여 손바닥이 땅에 닿게 한다. 이 자세를 10초 동안 유지하고 10회 반복한다.

올바른 달리기 방법

1. 자신의 능력을 벗어나는 과도한 달리기는 금물이다. 처음에는

짧은 거리를 천천히 달린 뒤 차츰 강도를 높여나간다.

2. 달리기용 신발을 신는다. 양말은 두툼한 것으로 신고 복장은 가볍게 한다.

3. 가슴은 위로, 엉덩이는 앞으로(엉덩이를 뒤로 빼면 자세가 흐트러진다), 발은 힘차게 밀어 찬다.

4. 시선은 전방 20m 내외를 향한다.

5. 상체는 땅에서 수직을 이루도록 한다.

6. 몸이 좌우로 흔들려서는 안 된다.

7. 팔과 어깨의 긴장을 푼다. 팔은 자연스럽게 흔들고 손은 계란을 쥔 듯이 말아 쥔다.

8. 무릎은 높이 들지 않는다. 무릎을 높이 들면 오래 뛰지 못한다.

9. 보폭은 크게 하지 말고 자신의 키에 적당한 보폭으로 뛴다.

10. 하루 30분 정도가 적당하고 일주일에 1회 이상 뛴다. 다이어트 등 효과를 보기 위해서는 일주일에 3회 이상 뛰어야 한다.

11. 목이 마를 때 콜라 등 탄산음료를 마셔서는 안 된다. 반드시 물을 마셔야 한다.

12. 달리기 운동을 할 때 간혹 핸드폰 등을 휴대하는 사람이 있는데 완전히 자유로운 상태에서 달리기를 해야 효과가 높다.

달리기에서 자주 발생하는 통증

뒤꿈치 통증

달리기 초보자에게 가장 많이 생기는 발 이상은 뒤꿈치 통증이다. 처음에 생기는 가벼운 통증은 달리기에 익숙해지면 차차 사라지지만 그렇지 않은 경우도 있다. 뒤꿈치에 통증을 느끼면 천천히, 약

 아킬레스건 스트레칭

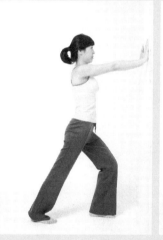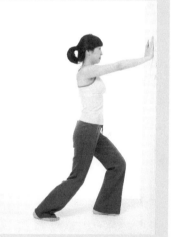

❶ 스트레칭이 필요한 다리를 뒤에 놓고 선 채로 벽을 짚고 선다.
❷ 양 발바닥이 바닥에서 떨어지지 않도록 유지하면서 뒤쪽 무릎은 펴고 앞쪽 무릎은 서서히 굽히면서 아킬레스건이 스트레칭되는 것을 느낀다.
❸ 무릎을 폈던 상태에서 무릎을 굽혀 같은 방법으로 스트레칭한다.
❹ 이때 발바닥이 바닥에서 떨어지지 않도록 유의한다.

한 강도로 뛰어서 완화시키도록 한다. 그래도 통증이 심해진다면 운동을 중단하고 의사의 진단을 받는다.

무릎 및 하지통증

달리기를 하는 사람들이 겪는 가장 많은 통증은 무릎 통증이다. 달리기는 무릎을 가장 많이 사용하기 때문이다. 간혹 평발인 사람이 무릎 통증을 호소하는데, 평발이 심하지 않을 경우 기능성 깔창을 까는 것도 좋은 방법이다. 신발 아치 부위에 고무 패드를 대는 것도 도움이 된다. 다리 아래에 통증을 느끼는 것은 주로 딱딱한 콘크리트 포장도로를 달리거나 과도하게 운동했을 경우에 나타나고, 너무 큰 보폭, 근육의 불균형 등의 원인으로 나타나기도 한다. 이 경우 달리기 방법을 바꾸고 신발을 교체하면 통증이 완화된다. 중요한 것은 너무 무리를 해서는 안 된다는 점이다.

Step 03

일상에서의 발 관리

앞에서도 여러 차례 설명했듯이 일상에서 발에 주의를 기울이고 꾸준히 발을 관리하면 건강한 삶을 살 수 있다.

다음은 일상에서의 기본적인 발 관리 방법이다.

1. 매일 발을 샅샅이 만져 본다. 뒤꿈치, 발바닥, 발가락 사이를 마사지하듯이 만진다.
2. 항상 발을 깨끗하게 씻고 건조하게 관리한다. 로션 등을 자주 발라 주면 좋다.
3. 발톱은 일자로 깎되 날카롭지 않게 다듬고 너무 깊이 깎지 않도록 한다.

4. 티눈, 사마귀, 굳은살, 무좀, 물집, 내향성 발톱 등 발에 이상이 있을 경우 즉시 전문의사와 상담한다. 민간요법은 가급적 따르지 않는다.

5. 두툼하고 발에 잘 맞는 면양말을 신는다.

6. 발에 잘 맞는 신발을 신되 하이힐을 신을 때는 특히 주의한다.

 ## 어린이와 임산부 발 관리
발을 차게 하지 마세요

흔히 몸이 피로할 때 따뜻한 물에 발을 담그고 잘 주무르면 피로가 싹 가시면서 기분까지 상쾌해지는 것을 경험할 수 있다. 이는 혈액순환이 순조롭게 되는 까닭이다. 발은 제2의 심장이자 훌륭한 감각기관으로서 끊임없이 여러 가지 정보를 뇌에 전달한다. 하루 종일 의자에 앉아 일하는 사람은 발을 거의 움직이지 않기 때문에 발의 감각기능이 떨어지고 이는 뇌에도 적지 않은 영향을 미친다. 말하자면 피곤해도 피로를 조정할 뇌의 기능이 제대로 작동하지 못하는 것이다.

따라서 사무직 직장인이나 오랫동안 책상에 앉아 공부를 하는 학생은 짧은 시간일지라도 규칙적으로 걷기를 하고, 수시로 발에 자극을 주는 마사지, 스트레칭 등을 해야 발과 뇌의 기능을 활발하게 유지할 수 있다.

아이들의 발

아이들의 발을 차게 하면 안 된다. 발이 차면 전체적으로 몸이 차가워져 감기에 쉽게 걸리며 혈액순환에 장애를 가져온다. 발을 항상 따뜻하게 해주고 겨울에 외출을 할 때는 두꺼운 양말과 신을 신게 한다.

어린이의 성장은 빠르므로 발에 맞게 신을 바꿔 주어야 한다. 약간의 여유가 있는 것이 좋다.

2~5세 어린이는 발에 경련이 일어나는 경우가 많다. 낮에 심하게 놀았다거나 긴장 상태가 오래 지속되거나 차가운 곳에 오래 있었을 경우에 발생한다. 마사지를 해주고 방의 온도를 따뜻하게 해주면 대부분 가라앉는다.

모든 아기는 평발로 태어나 자라면서 정상이 된다. 8세가 넘어도 아치가 생기지 않으면 의사와 상담을 한다. 이 시기에 바로잡지 못하면 어른이 되어 고생을 한다. 출생 때부터 발에 이상이 있을 때는 시기를 놓치지 말고 외과적 수술을 한다. 어린이 발은 교정하기가 비교적 쉽다.

임신 중 발 관리

임신 중에는 체중의 증가로 발이 압력을 많이 받게 된다. 튼튼한 아이를 낳고, 편안하게 임신 기간을 보내려면 발 관리 또한 중요하다. 만약 이 시절의 발 통증을 방치하는 경우 출산 후에도 통증과 질환이 지속될 수 있으므로 즉시 의사의 상담을 받도록 한다.

임신 중에는 혈액순환이 잘되지 않아 발목이나 발이 자주 붓지만 출산 후에는 다시 원상태로 회복되므로 크게 걱정할 필요는 없다. 몸이 더 무거워지면 티눈, 압박종, 뒤꿈치 파열, 아치 통증이 나타난다. 자가 치료는 금물이며 의사와 상담을 하고 낮은 신발을 신는다. 발의 붓기를 가라앉히기 위해서는 미지근한 물에 담그고 마사지를 한다. 이때 남편의 도움을 받으면 좋다. 무리하지 않는 범위에서 걷는 운동을 하고 건조한 피부는 로션을 발라 준다.

출산 후 정상 체중을 유지해야 한다

아이를 출산하면 몸무게가 줄어들지만 원래보다 많이 나가는 경우가 있다. 이때 원래의 몸무게로 줄이는 것이 좋다. 시각적인 몸매 관리를 위해서라기보다 건강한 몸을 유지하기 위해서다. 불어난 몸무게는 관절에 무리를 주므로 자신의 원래 체중을 찾기 위해 운동을 게을리 해서는 안 된다. 물론 무리한 운동을 해서는 안 되며 집에서 쉽게 할 수 있는 스트레칭이나 맨손체조부터 시작하고 줄넘기도 효과가 좋다. 흔히 별 것 아니라고 생각하는 스트레칭이나 맨손체조도 사실은 훌륭한 운동 효과가 있다. 그 외에도 걷기나 등산, 수영 등도 몸무게를 줄이고 관절 기능을 상승시키는 좋은 운동이다.

발을 유연하고 튼튼하게 하는 운동

시간이 없다는 핑계를 대지 말고 발의 건강을 위해 규칙적으로 피로를 풀어 주는 운동을 하자. 밖으로 나가기 어렵다면 집안에서라도 간단한 운동을 통해 발의 피로를 풀 수 있다. 다음의 운동은 발과 발가락을 튼튼하게 하는 운동이다. 모든 운동은 5초 동안 10회 시행한다.

1. 발끝 강화 : 발끝으로 5초 동안 선다. 처음에는 발끝이 아프겠지만 숙달되면 발가락 강화에 도움이 된다. 하루 10회 정도 한다.

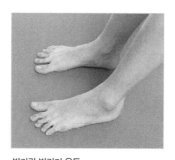

발가락 벌리기 운동

2. 엄지발가락 강화 : 의자에 앉은 자세에서 엄지발가락을 좌우로 5초 동안 돌린다. 오른쪽과 왼쪽 발을 10회 정도 한다.

3. 발가락 벌리기 운동 : 각각의 발가락을 양옆으로 5초 정도 벌린다. 각 10회씩 한다.

4. 모래사장 걷기 : 집밖으로 나가 어린이놀이터에서 맨발로 모래 밭을 걷는다. 최소 10분 이상 걷는다. 이때 날카로운 물건이 없는지 주의한다.

발 마사지
규칙적으로 발을 만져 주세요

발 마사지는 발을 만져 줘 발의 피로를 풀고 건강을 증진시키는 요법이다. 특별한 비용이 들지 않고 시간과 장소에 구애를 받지 않는 장점이 있으며 꾸준히 규칙적으로 하면 건강과 미용에 효과가 있다. 발은 심장에서 가장 멀리 떨어져 있는 까닭에 발끝까지 내려온 혈액이 되돌아가려면 심장의 힘만으로는 어렵다. 이 때문에 노폐물이 쌓이고 혈액순환이 잘되지 않아 각종 질병이 생기는데, 이때 발을 마사지해주면 혈액순환이 원활해져 건강이 유지된다.

발 마사지는 발바닥과 발등, 종아리에 분포되어 있는 반사구를 자극하여 혈액순환을 촉진시키고 노폐물과 독소를 배출시켜 자연치유력을 극대화시킨다. 전문적인 발 마사지는 발반사요법 또는 발반사구건강법이라고도 한다. 발 마사지는 기원전 2330년경의 고대 이집트 벽화에서도 볼 수 있으며, 춘추시대에 간행된 《황제내경》에도 소개되었을 만큼 오랜 옛날부터 전해오는 요법이다.

발의 반사구는 신경이 집결된 곳으로 몸 전체에 걸쳐 분포하는데, 특히 발 부위에 가장 많이 몰려 있고 인체의 각 부위와 밀접한 반응관계를 보인다. 따라서 발을 자극하는 것은 결국 오장육부의 각 기관을 만지는 것과 같다.

발 마사지는 종류와 기법이 다양하다. 그러므로 효과를 높이기 위해서는 종류와 기법, 질환에 맞는 마사지 요령을 설명한 책을 구입해서 실천해야 한다. 이때 책의 내용을 100% 믿어서는 안 된다. 이 책에서는 발 마사지의 일반적인 원칙만 소개한다.

발 마사지의 효과

1. 혈액순환 촉진 : 혈액순환 장애는 현대인이 가장 경계해야 할 만성병과 성인병의 원인이다. 발 마사지는 혈액순환을 촉진시킨다.

2. 에너지 순환장애 제거 : 발 마사지는 노폐물 배설을 촉진시켜 순환장애를 개선시키고 건강을 증진시킨다.

3. 내분비선의 균형 유지와 긴장 완화 : 스트레스가 해소될 뿐만 아니라 누적된 피로를 풀 수 있어 심신을 안정된 상태로 만들어 준다.

혈액순환 마사지 방법

발 마사지에서 가장 중요한 것은 피로를 풀어 주고 혈액순환을 개선시키는 것이다. 발 마사지 자체가 어떤 질환을 치료하는 방법은 아니라는 점을 명심해야 한다.

1. 발을 두 손으로 맞잡고 위로 끌어 올린다 : 이 방법은 소화가 안 되는 사람, 조금만 걸어도 피곤한 사람, 다리에 힘이 자꾸 빠지는 사람에게 도움이 된다.

2. 무릎을 둥글게 쓰다듬으며 동그라미를 그려 준다 : 관절염이나 좌골 신경통이 있는 사람에게 효능이 있다.

3. 넓적다리를 골반 쪽으로 밀어 올린다 : 복부비만, 위가 약한 사람, 관절염이 있는 사람에게 효과가 있다.

4. 다리의 안쪽과 바깥쪽을 쓸어내리면서 종아리를 지나 발뒤꿈치까지 내려온다 : 다리에 쥐가 나거나 정맥류가 있는 사람에게 좋다.

5. 복사뼈를 돌린다 : 몸에 열이 나거나, 고관절 통증에 좋다.

6. 발가락 사이를 벌리고, 발가락을 하나씩 돌리면서 뽑아 준다 : 모든 장기에 활력을 준다. 발가락에 오래 쌓여 있는 노폐물을 털어 주는 작용을 한다.

7. 아킬레스건에서 종아리의 중앙 쪽으로 끌어 올린다 : 자주 발목을

삐거나 하이힐을 자주 신는 여성들에게 좋다. 스트레스를 완화하고 피로를 풀어 준다. 정맥류 환자에게도 효과가 있다.

8. **발목을 돌린다** : 발목의 인대가 늘어났을 경우에 제자리를 지키게 해주는 방법으로 사용하면 좋다.

발 마사지 방법

발 마사지는 아래쪽으로 몰리는 혈액을 발바닥 자극을 통해 신선한 혈액을 심장으로 보내는 역할을 한다. 탁한 혈액이 배출되도록 혈액순환의 원리를 이용한 것이다. 아침저녁 샤워 후 양쪽 발을 5분씩 마사지하면 건조하고 각질이 많은 발이 촉촉해지고 혈액순환을 도와 피부에 탄력을 준다.

먼저 따뜻한 물에 발을 씻어 근육을 풀어 준다. 일반 비누보다는 아로마 같은 발 샴푸를 이용하면 살균, 소독까지 할 수 있어 좋다. 발을 완전히 말린 후 굳은살을 제거한다. 얇은 각질은 버퍼로, 두꺼운 살은 굳은살 전용 면도기를 사용한다. 발이 젖은 상태에서 굳은살을 제거하면 상처가 생길 수 있으므로 주의한다. 그 다음 마사지를 시작한다. 발 마사지를 할 때 오일을 바르면 손이 미끄러울 수 있으므로 보습 크림을 충분히 발라 피부를 촉촉하게 만든 후 실시한다.

1. **발뒤꿈치** : 손바닥으로 발뒤꿈치를 감싸 안고 밀가루 반죽을 하듯이 마사지한다. 두텁게 갈라진 발뒤꿈치 피부를 매끈하게 만들어 준다.

2. **발바닥 쓸어 올리기** : 손바닥으로 발뒤꿈치에서 발가락까지 발바닥 전체를 쓸어 올린다. 건조한 발바닥 피부가 촉촉해진다.

3. **발가락 쓸기** : 발가락 위쪽을 엄지로 각각 쓸어 준다. 혈액순환을 도와 발 피부에 탄력이 생긴다.

4. **발가락 젖히기** : 손으로 발가락을 감싸 바깥쪽으로 젖히고 발바닥 안쪽의 움푹 들어간 부위를 반대편 엄지로 꾹꾹 누른다. 노폐물 배출을 도와 피부를 매끄럽게 해준다.

5. **발목 마사지** : 양손으로 발목 주변을 감싸서 안쪽에서 바깥쪽으로 쓸어 준다. 자주 마사지하면 발목이 가늘어지고 예뻐진다.

6. **엄지발가락 옆 누르기** : 엄지발가락 옆을 양쪽 엄지로 누르면서 발끝 방향으로 밀어 올린다. 몸속의 독소를 제거해 피부가 맑아진다.

7. **발가락 당기기** : 발가락 하나하나를 엄지와 검지로 잡아당긴다. 몸 전체의 혈액과 체액 분비가 균형을 이뤄 다리의 부기가 빠진다.

8. **엄지발가락 마사지** : 엄지발가락을 뒤로 젖히고 가운데를 눌러 준다. 호르몬 분비의 균형을 맞춰 스트레스로 인한 비만을 예

방해 준다.

9. 발목선 누르기 : 발목선을 양쪽 검지로 돌아가면서 꾹꾹 눌러
  준다. 피부 트러블이 완화된다.

10. 움푹 들어간 곳 누르기 : 손으로 발가락 전체를 젖힌 다음 발가
  락 경계선에서 3cm 정도 떨어진 튀어나온 부분을 누른다.

발 마사지할 때 주의사항

1. 한 부위를 집중적으로 5분 이상 하지 않는다.

2. 한 번에 3~4회, 1분 정도가 적당하다.

3. 가급적 천연식물 오일 성분의 발 전용 크림을 사용한다.

4. 마사지가 끝난 후 발은 차게 두지 않는다.

5. 따뜻한 방 안에 있으면 혈액순환에 더 좋다.

6. 식사 후 1시간 30분 정도 지난 후에 해야 좋다.

7. 발에 상처가 있는 사람이나 임산부는 전문가의 도움을 받는다.

건강을 위한 간단한 발 스트레칭

발 스트레칭은 방안에서 간단히 할 수 있다. 하루 한 번씩 규칙적
으로 하면 예쁘고 건강한 발을 만들 수 있다.

1. 상체 앞으로 굽히기 : 발바닥을 바닥에 붙이고 무릎을 곧게 뻗은

상태에서 허리를 앞으로 굽혀 손바닥이 땅에 닿도록 한다. 이 때 아킬레스건이 최대한 뻗는다는 느낌이 들도록 한다.

2. 발가락 사이 넓히기 : 발가락은 하루 종일 신발 속에 있기 때문에 항상 붙어 있다. 발가락 사이를 넓혀 주는 운동을 하면 피로 회복에 좋다.

3. 발목 회전 운동 : 한쪽 발을 다른 쪽 발 위에 올린 뒤 발목을 잡고 발목을 5회씩 돌린다. 왼쪽에서 오른쪽으로 돌린 뒤 반대로 다시 돌린다. 양쪽 발목을 10회 정도 실시한다.

4. 발가락 돌리기 : 발가락 10개를 하나씩 잡고 차례대로 돌리는 운동을 한다. 각 발가락마다 30회씩 하면 좋다.

5. 유리구슬 줍기 : 바닥에 유리구슬을 10개 정도 흩뿌려 놓고 발가락으로 집어 올린다. 큰 것부터 시작해서 작은 것으로 한다.

6. 발가락으로 책장 넘기기 : 신문이나 잡지를 펼쳐 놓고 발가락으로 넘기는 연습을 한다.

7. 수건을 이용한 스트레칭 : 수건의 양끝을 단단히 묶어 밴드 형태로 만든다. 한쪽 발 전체를 밴드에 넣고 반대쪽 손으로 밴드를 당긴다. 밴드 속의 발은 당기는 반대쪽으로 힘을 줘 발 바깥쪽 근육의 힘을 키운다. 10초씩 양발을 번갈아 가며 5회 정도 반복한다.

8. 깡통을 이용한 스트레칭 : 깡통을 바닥에 놓고 일어선 자세에서

발바닥으로 문질러 준다. 양발을 교대로 문지르면 지압 효과와 함께 발의 피로가 해소된다.

9. 글자 쓰기 : 의자에 앉아서 발목을 움직이면서 엄지발가락을 '연필심'이라 생각하고 허공에 글자를 쓴다. 발목 주위의 근육이 다양한 각도로 움직여 발목 부상을 예방할 수 있다. 양쪽 번갈아 가며 하루 3회 반복한다.

족욕
혈액순환에 좋아요

족욕은 따뜻한 물에 발을 담그는 목욕법이다. 근래 들어 각광을 받는 발 피로 회복법으로 많은 사람들이 시행하고 있다. 피로 회복은 물론 전신의 혈액순환을 개선시켜 몸의 기능을 증진시키는 효과가 있는 것으로 알려져 있다.

족욕은 널리 알려진 것처럼 두 발만을 온수와 냉수에 교대로 담가서 마찰하는 물리요법으로 혈액순환을 촉진시키고 두통, 현기증, 불면 등을 완화시킨다. 그러나 족욕은 어떤 질환에 대한 직접적인 치료 수단이 아님을 명심해야 한다. 발의 피로를 풀어 주고 기능을 개선시키는 역할을 할 뿐이다.

많은 가정에서 족욕기를 구입해 사용하고 있는데, 족욕기를 구입할 때는 무릎 아래까지 충분히 잠길 수 있는 높이인지를 확인해야 한다. 그리고 상품설명서에 마치 '만병통치약'인 것처럼 과장해서 설명되어 있는 경우가 있다. 그러나 이 말을 그대로 믿어서는 안 된다.

올바른 족욕법

족욕의 효과를 거두기 위해서는 올바른 사용법을 알아야 한다.

1. 물의 온도는 섭씨 43~47도가 적당하다.

2. 잠자기 전에 한다.

3. 처음에는 10~15분 정도 하다가 차츰 늘려나간다.

4. 30분을 넘지 않도록 한다.

5. 20분 족욕이 끝나고 나면 2~3분 정도 찬물에 발을 담근다.

6. 족욕이 끝난 뒤 생수나 따뜻한 차를 마셔 수분을 보충한다.

7. 족욕을 하기 전에 심한 운동을 피하고 몸에 이상이 있을 때는 하지 않는다.

* 찬물에서 발을 꺼내면 물기를 잘 닦고 편히 누워 쉬면서 모관 운동(바로 누운 상태에서 팔과 다리를 위로 곧게 들고 흔들어 주는 운동)을 하면 더욱 효과를 높일 수 있다. 그 다음 양말을 신어 따뜻함을 일정 시간 유지한다.

발 근육이 튼튼해지는 스트레칭

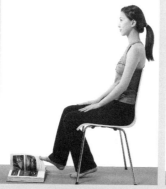

❶ 의자에 앉아 오른발로 책장을 거꾸로 넘긴다.
❷ 왼발은 책장을 앞으로 넘긴다.
❸ 하루 두세 차례, 한 번에 50페이지 정도
한다.

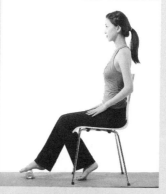

❶ 캔을 바닥에 놓고 발바닥을 댄다.
❷ 발바닥으로 캔을 앞뒤로 문질러 준다.
❸ 3분간 문지르면 지압효과와 함께 피로가
해소된다.

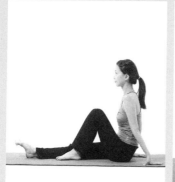

❶ 발가락 사이에 스펀지를 넣는다.
❷ 발가락에 힘을 줘 오므리고 10초 정도 유
지한다.
❸ 발가락을 다시 펴 10초 정도 유지한다. 10
회 반복한다.

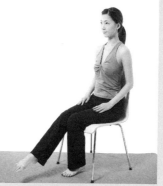

❶ 발목을 움직이면서 허공에 글자를 쓴다.
❷ 발목 주위의 근육이 다양한 각도로 움직여
발목을 튼튼하게 한다.
❸ 양쪽 번갈아 가며 하루 3회 반복한다.

탄력밴드를 이용한 발 스트레칭

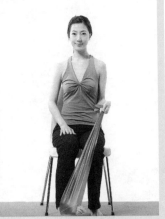

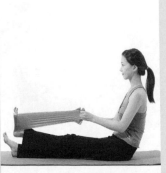

❶ 한쪽 발 전체를 탄력밴드에 넣고 반대쪽
   손으로 밴드를 당긴다.
❷ 발은 당기는 반대쪽으로 밀어 준다.
❸ 양 발을 번갈아 10초씩 유지한다.

❶ 다리를 펴고 앉아서 탄력밴드에 발바닥을
   댄다.
❷ 밴드는 몸 쪽으로 당기고, 발은 바닥 쪽으
   로 민다.
❸ 10~15초씩 3회 반복한다.

CHAPTER 5

발, 이것이 궁금해요 Q&A

"발은 신의 날개로 만들어진 것이다."
– E. 밀튼

발에 대한 사회적 관심과 올바른 정보는 여전히 부족한 실정이다. 많은 여성들이 잘못된 신발 때문에 발 변형 질환으로 고생하고 있으며, 운동을 즐기는 사람들 또한 만성적인 염좌나 인대 손상으로 불편을 겪고 있다. 이 장에서는 그동안 자주 받았던 질문과 그에 대한 답을 모았다.

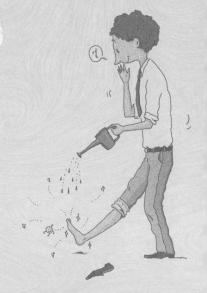

발목 인대 파열

Q 23세의 군인입니다. 축구를 하다가 왼쪽 발목을 심하게 접질려서 인대가 파열되었습니다. 군병원에서 치료를 받고 반깁스를 했습니다. 어느 정도 지난 후 풀어도 된다고 해서 풀고 걸어 다니는데 3개월이 지난 지금까지 통증이 있습니다. 그리고 왼쪽 무릎까지 아파서 훈련을 받을 때마다 통증을 느낍니다. 휴가를 나와서 검사를 받고 싶은데 짧은 시간에 수술을 받지 않고 치료가 가능한지요?

A 발목 관절 인대가 손상된 것으로 추정됩니다. 가장 걱정스러운 상황은 동반된 연골 손상이 있는 경우입니다. 접질린 후 2~3개월 후 계속해서 통증이 있는 경우 바깥쪽 복사뼈 아래에 뼛조각이 있을 경우에는 발목 관절 연골 손상, 활액막염, 골연골, 주변 힘줄, 관절막 등의 손상에 의한 병변 등이 동반되었을 수 있습니다. 일단 진찰 후 정밀영상검사MRI(골주사 검사 등)가 필요하며, 단순 인대 및 주변 연부조직 손상인 경우 정상조직 재형성을 촉진하는 증식 치료를 합니다. 발목 관절 내 병변인 경우 관절경적 치료 등으로 치료가 가능합니다.

발목 인공관절 치환술

Q 1985년에 류머티즘 관절염이 발병해 지금까지 여러 병원에서 치료를 하면서 많은 고통을 겪고 있는 50대 남성입니다. 왼쪽 발목의 관절 연골이 모두 파괴되어 거의 굳어서 붙은 상태가 되었으며, 통증으로 걸음을 제대로 걷지 못하는 실정입니다. 수술적인 요법으로 발목 고정술을 생각하고 있었으나 발목 관절 치환술이란 것을 알게 되었습니다. 그런데 아직 초기 단계라 신뢰할 만한 수준이 아니라고 하더군요. 제가 알고 싶은 것은 이 수술의 신뢰성과 관절 수명, 입원 및 재활 치료 기간 등등입니다. 발목 관절 치환술을 받으면 어느 정도 완치가 되고, 재발 가능성이 줄어드는지요?

A 오늘날 관절 운동을 보존하는 방법으로 인공관절이 각광을 받고 있습니다. 과거에 비해 신뢰도와 수명 등이 개선되었으며 현재 새로운 디자인의 제품이 출시되어 인공관절 치환술 못지않은 성공률을 기대하고 있습니다. 발목에 후외상성 관절염, 퇴행성 또는 류머티즘 관절염이 있는 심한 경우 발목 관절을 고정하거나 인공관절 치환술 등의 치료 방법이 있습니다. 발목 관절 고정술을 시행할 경우 관절 운동 제한 및 주변 관절이 지나치게 움직이면서 2차적인 관절 병변을 초래하는 등의 단점이 있습니다. 1970년대까지 치료 성적은 그리 좋은 편이 아니었지만 그동안 성능이 개선되어 최

근에는 골절 제거를 최소화하고, 세 부분으로 된 치환물 등 좋은 결과가 나타나고 있습니다.

인공관절 수명은 체중, 나이, 활동성, 골밀도 등에 따라 달라지지만 통상 15년 이상 가능하며, 입원은 1주일 정도, 재활 치료 기간은 3~4주 정도가 필요합니다. 발목의 정렬 상태, 주변 관절의 관절염, 나이, 활동성 등을 고려해 적절한 치료 방법을 선택합니다. 인공관절 치환술을 시행한 후 경과 관찰 중 재발(증세 악화)되는 경우에 관절 고정술을 하는 것도 좋은 방법입니다.

Q 50대 남성입니다. 약 17년 전에 6m 높이에서 떨어져 발목 복합골절을 입었습니다. 현재 외상성 퇴행관절염 말기 진단을 받았습니다. 발목에 통증이 심해 병원에 가면 발목 고정술을 권합니다. 하지만 수술을 받아 완치(100%는 아니더라도)하고 싶습니다. 현재 발목 물렁뼈가 거의 없는 상태로 윗뼈와 아랫뼈가 거의 붙고 약간의 공간만 있는 상태입니다. 이 상태로도 발목 인공관절술이 가능할까요? 시간은 얼마나 걸리고 수술 후 언제부터 정상적인 활동이 가능한가요?

A 발목에 후외상성 관절염이 심한 경우 하지의 정렬 상태 등을 고려하여 인공관절 치환술이 바람직합니다. 수술 시간은 약 1시간 30분 정도 걸립니다. 수술 후 약 3~4주간 보조기를 착용하여

체중부하 보행이 가능합니다. 육체적 노동 등은 무리가 가지 않게 가급적 점진적으로 적응해야 합니다.

 발목 염좌

Q 30대 중반 남성입니다. 계단에서 내려오다가 발목을 접질러 4일 후에 병원을 찾았습니다. 엑스레이 촬영 결과 뼈에는 이상이 없고 외측 인대 손상으로 보인다는 소견이 있었습니다. 그리고 압박붕대와 진통, 소염제를 1주일분 처방을 받았습니다. 하지만 열흘 정도가 지나도 별 차도가 없어 한의원에서 침 치료를 1개월 정도 받고 있습니다. 압박붕대는 아직도 하고 있습니다.

부기는 많이 가라앉았으나 다친 부위에 아직도 통증이 있습니다. 복사뼈 근처를 만지면 힘줄(인대?) 같은 게 만져집니다. 조금만 걸어도 열이 나면서 통증이 있고 발목에 힘도 들어가지 않습니다. 현재 가장 적절한 치료는 무엇인지요? 물리 치료나 주사요법으로 치료가 가능한가요? 그것이 불가능하다면 수술을 받아야 하나요?

A 단순한 외측 인대 손상 외에 발목 복사뼈 뒤로 지나가는 비골건 손상, 관절막 및 활액막 병변, 발목 관절 연골 손상 등도

고려해야 합니다. 침 치료에 대해선 논란이 많으나 이 경우 침습적 치료에 의해 염증이 생겼을 가능성을 배제할 수 없습니다. 열과 통증이 없어지고 발목 재활 운동을 적절히 시행하는 게 순서입니다.

현재는 깁스나 부목으로 고정하기보다는 적극적인 재활 치료가 적절합니다. 섬세한 진찰 및 초음파나 MRI 등의 정밀 영상 검사 후 병변에 따른 치료가 필요합니다. 정상 조직을 재형성시키는 주사 치료로는 증식 치료 등이 있으며, 관절 내 병변인 경우 관절경적 치료가 가능합니다. 치료 후에는 비골건 힘줄강화 운동, 균형감각 회복 운동을 포함한 꾸준한 재활 치료가 바람직합니다.

 발목 수술

Q 20대 후반의 남성입니다. 족구를 하다가 오른쪽 발목에 염좌가 생겼습니다. 평상시에는 내버려 두었다가 아플 때에만 병원에 갔습니다. 그런데 지금은 발목이 아픈 주기가 짧아지고 강도도 심해졌습니다. 병원에서 MRI를 찍으니 발목 인대에 염증이 있고 물이 차 있다고 합니다. 수술을 해야 한다고 하는데 물리 치료나 약물 치료로 완치가 불가능한지요? 그리고 MRI보다는 내시경으로 검사를 한다고 해야 하는데 꼭 내시경 검사를 해야 하나요?

A 발목 관절 외측 인대 손상에 의한 만성불안정성 소견으로 생각됩니다. 발목을 앞으로 당기거나, 안쪽으로 스트레스를 준 상태에서 엑스레이 검사를 하거나, MRI 등의 정밀영상검사로 확인할 수 있습니다. 현재는 MRI가 가장 정밀한 검사입니다. 내시경을 시행하는 이유는 MRI에서 발견된 병변을 확실히 하고 동시에 치료를 같이할 수 있고 비교적 몸에 부담이 되지 않는 안전한 시술이기 때문입니다. 경험이 많은 관절경(내시경) 의사에게 시행하시면 안전하고 정확하게 치료할 수 있습니다.

관절내시경은 말 그대로 발목 관절 안의 연골 병변이나 활액막염, 돌출된 뼈(골극), 유리체 등을 카메라로 확인하고 치료하는 간단한 수술입니다. 그러므로 약물 치료, 주사 치료 및 물리 치료 등으로 증세의 호전이 없을 때는 관절경적 치료를 포함한 인대봉합술 또는 재건술 등의 수술이 필요합니다.

 발목 인대

Q 30대 미혼 여성입니다. 발목 인대가 늘어나 2주 동안 반깁스를 했으나 발목을 조금만 움직여도 복사뼈 있는 곳이 처음 삘 때처럼 똑 하며 다시 뼈가 어긋납니다. 그리고 통증이 심합니다. 단지 인대가 늘어났다는 것

만으로 이런 통증이 오래 가나요? 치료는 어떻게 해야 하나요?

A 단지 발목 인대 손상으로도 그런 증세가 있을 수 있으나, 복사뼈 주변의 비골건 탈구 및 비골하부골 병변 등의 다른 동반 질환도 고려해야 합니다. 불안정성이 상당히 심한 경우로 인대 이외의 동반 손상 여부를 확인한 후 비교적 간단한 수술로 치료할 수 있습니다. 통증을 동반하는 발음성 발목 관절 병변은 정확한 원인을 찾아 적극적으로 치료해야 합니다.

 무지외반증

Q 친정어머니께서 오래전부터 무지외반증을 앓고 있습니다. 연세는 63세이고 7년 쯤 전에 심근경색으로 수술을 한 번 했습니다. 지금은 매일 심장약을 복용하고 있는데 이 경우에도 수술이 가능합니까? 수술 후 활동하는 데 지장은 없나요? 그리고 무지외반증은 유전이 된다고 하는데 딸인 저에게도 나타나나요? 아직은 아무런 증상이 없습니다.

A 척추마취나 발목 아래 신경만 마취해서 간단하게 치료할 수 있으며, 수술 후 신발 형태의 밑창이 딱딱한 보조기를 착용

한 후 걸을 수 있어 어느 정도의 활동은 큰 무리가 없습니다. 수술 전에 심장초음파 등으로 심장근육 상태를 파악하고 수술하면 큰 문제가 되지 않습니다.

무지외반증의 원인으로는 잘 맞지 않는 신발과 함께 유전적인 원인도 중요한데 따님의 경우 신발을 잘못 신으면 변형이 생길 가능성이 다른 사람보다 더 많습니다.

Q 40대 여성 회사원입니다. 몇 년 전 무릎 통증, 고관절 부근의 통증, 허리 통증으로 진료를 받았는데 뚜렷한 원인을 찾을 수 없어 치료를 받지 못했습니다. 사람들이 제 발을 보고 무지외반증 같다고 하면서 그대로 두면 허리와 무릎에 영향을 주니 수술을 받으라고 합니다. 그래서 병원에서 진찰을 받았는데 무릎과 허리 통증은 관계가 없으며, 통증이 심해지면 다시 오라고 해서 치료는 받지 못했습니다.

현재 좌우 엄지발가락에 외반증 증세가 보입니다. 두 발 모두 보기 흉하지만 통증은 많지 않습니다. 그런데 왼쪽 무릎과 고관절 부근이 아파 오다가 최근에는 오른쪽 무릎도 아프기 시작했습니다. 버스, 지하철을 타는 것도 어렵고 계단을 오르내릴 때 무릎이 많이 아픕니다. 무지외반증 때문에 무릎과 허리가 아픈지요? 이 경우 어떻게 치료를 해야 하나요? 꼭 수술을 받아야 하나요?

A 엄지발가락이 휘면서 둘째발가락과 셋째발가락, 허리

부위의 바닥 쪽으로 체중 부하가 많이 걸리게 되고, 바닥을 딛고 앞으로 나가는 힘이 약해지면서 비정상적인 걸음걸이를 하게 됩니다. 이로 인해 2차적으로 무릎이나 허리의 통증이 오는 경우가 있습니다. 물론 교정 후 모양도 좋아지겠지만 기능의 회복을 위해 정형외과 수술이 필요합니다.

또한 무지외반증 자체로 허리와 무릎이 망가지지는 않습니다. 다만 보행에 문제가 될 정도로 휘어 있는 경우 허리나 무릎에 좀 더 부담이 됩니다. 진찰 및 엑스레이만으로도 비교적 쉽게 구분이 가능하니 병원에서 간단한 검사를 받기 바랍니다.

Q 무지외반증은 보통 엄지발가락이 튀어나오는 증상으로 알고 있는데 저는 새끼발가락과 연결되어 있는 부분이 튀어나왔습니다. 신발을 신을 때 이 부분이 몹시 아픕니다. 두 발이 다 그런 것은 아니고 오른발만 그렇습니다. 무지외반증의 일종인가요? 수술로 치료가 가능한가요? 수술 외에 다른 방법은 없나요?

A 일명 '재봉사의 발' 이란 병으로 무지외반증과 생기는 위치는 다르나 병변은 비슷한 점이 많습니다. 무지외반증과 마찬가지로 새끼발가락이 안쪽으로 휘면서 발가락 부리 부분이 바깥쪽으로 튀어나오게 되는 증상입니다. 이 부위가 신발 등과 마찰을 일으

키며 통증을 유발하며, 자극에 의해 굳은살 등의 피부 변화가 생깁니다. 이를 소건막류라 하고 볼이 넓은 신발을 신어도 호전이 없으면 돌출된 뼈를 깎아 내거나 중족골을 절골 교정하는 수술적 치료를 하게 됩니다. 주로 잘못된 생활습관이나 신발로 인해 발생하므로 편안하고 발에 맞는 신발을 신어야 합니다.

Q 제 손녀가 초등학교 2학년인데 양발이 심하게 무지외반증입니다. 외할머니에게 무지외반증이 있다고 합니다. 어린이도 수술을 할 수 있나요? 손녀가 태어날 때 저체중으로 태어나 현재도 또래 아이들에 비해 몸무게가 적게 나갑니다. 이 조건에서도 수술이 가능한지요? 아니면 조금 더 자란 후에 수술을 해야 하나요? 그리고 성인이 되어 재발될 위험은 없나요?

A 발뼈가 다 성장하지 않은 상태에서는 비수술적 치료가 바람직합니다. 보존적 치료로는 발가락에 테라밴드나 스카프 등을 걸어서 안쪽으로 당기는 운동이나 그 형태를 유지하는 보조기, 교정 깔창 등을 이용해 변형의 진행을 막을 수 있습니다. 그러나 생활에 상당히 불편을 초래하거나 성장 발달에 중요한 운동을 못하는 상태라면 성장판이 닫히기 전에도 수술을 할 수는 있습니다. 하지만 큰 불편이 없다면 의학적으로나 윤리적인 측면에서 3~4년 이상 기다렸다 하는 것이 좋습니다.

아킬레스건염

Q 30대 중반의 주부입니다. 5년 전 출산 후 무릎 통증으로 병원을 찾았는데 3개월 후에 아킬레스건염 증상이 나타났습니다. 그때는 아기 키우느라 정신이 없어서 약만 먹고 지냈는데 그러다가 악화되었습니다. 현재 양쪽 발뒤꿈치뿐만 아니라 발목, 복사뼈가 아프고 피멍이 든 것처럼 색깔이 변하고, 붓고, 통증이 심합니다. 통증 부위가 점점 넓어지고 주사를 맞고 약을 먹으면 약간 좋아지기는 하지만 그때뿐입니다. 수술에는 어떤 종류가 있으며 수술을 받으면 완치가 되나요?

A 아킬레스건 부위의 비정상적인 변성으로 탄력이 줄어들고 주변 염증 반응으로 통증을 유발하며, 붓는 증상으로 추정됩니다. 부착성 아킬레스 건막염과 더불어 뒤꿈치뼈가 덧자라거나, 점액낭염, 석회화 병변 등의 질환도 함께 고려해야 합니다. 지속적인 아킬레스건 스트레칭과 더불어 뒤꿈치를 약간 올린 형태를 만드는 깔창 착용, 체외 충격파를 포함한 물리 치료 등이 적절한 치료입니다.

드물지만 수술을 해야 되는 경우는 석회화 변성이나 염증성 변화가 심한 조직을 제거하고, 튀어나온 뼈를 깎아 주는 등의 방법이 보편적입니다. 우선 MRI 검사를 받은 후 수술 여부를 결정하는 것이 좋습니다. 수술 후 재활기간이 다른 부위에 비해 오래 걸리는 것을 감안하여 수술계획을 세우는 것이 좋습니다.

 거골하부골

Q 중학교 1학년 딸아이가 초등학교 1학년 때 발목을 다쳐 깁스
를 했습니다. 그 후 항상 발목이 아프다고 해서 엑스레이를 찍었는데 별 이상
이 없다는 진단을 받았습니다. 그런데 얼마 전에 계단에서 같은 자리를 또 다
쳐서 깁스를 했습니다. 다시 엑스레이를 찍어 보니 그 자리가 제대로 붙지 않
았다고 합니다. 성장기 아이인데 어떻게 치료하는 것이 가장 좋을까요? 수술
을 받아도 다음에 다시 그 자리를 다치는 것은 아닌가요?

A 발목을 다시 접질리지 않도록 당분간 보조기를 착용
하는 것이 바람직합니다. 바깥쪽 발목 관절 주변의 비골건 힘줄을
튼튼하게 하는 운동 및 균형 감각을 키우는 운동을 꾸준히 하는 것
이 좋습니다. 성장기 아이인 경우 수술 치료는 적절치 않으며, 추후
만성적으로 발목 흔들림이 심한 경우에 부골절제술 및 외측 인대 재
건술 등의 수술을 할 수도 있습니다.

족부 변형

Q 고3 여학생입니다. 고등학교 1학년 때 골반 틀어짐과 그로 인한 다리 길이 차이로 고생을 했습니다. 병원에서는 몸의 무게가 왼쪽으로 쏠려 왼발 변형이 일어났다고 하고, 아치가 오른쪽도 조금 무너지고 특히 왼쪽이 많이 무너졌다고 하더군요. 평발이 되기 직전이라고 했습니다. 그것 때문인지 걸을 때마다 무릎이 너무 아파요. 족부 교정기도 몇 달 동안 신고 다녔지만 아프기만 하고 별 효과도 보지 못했습니다. 발 모양만 더 이상해진 것 같습니다. 다리를 바르게 잡고 아치를 정상적으로 할 수 있는 수술이 있나요? 수능이 끝나고 대학에 입학하기 전에 치료를 받고 싶은데 가능한가요?

A 발의 안쪽 아치가 낮아져서 바닥에 닿을 정도가 되는 것을 평발이라 합니다. 바닥을 딛지 않을 때는 아치가 유지되는 유연성 평발이 대부분입니다. 평발 치료는 다양한 수술법으로 가능합니다. 다만 무릎이 너무 아프다면 평발을 교정하기 전에 정말 수술이 필요한 상황인지 확실히 검사를 받는 게 중요합니다. 요즘 평발의 상태를 너무 과장되게 왜곡하여 필요 없는 치료를 하는 경우도 있으니 비싼 교정기 등을 만들기 전에 족부 전문의에게 상담을 하시는 것이 좋습니다.

일단 깔창 착용, 아킬레스건 스트레칭, 발 주변 근육 강화 운동

등으로 평발이 더 심해지는 것을 예방할 수 있습니다. 수술은 주로 뒤꿈치뼈를 절골하여 아치가 생기는 모양으로 옮겨 다시 고정하는 방법이 통상적이며, 뼈가 다시 아무는 약 2개월간 보조기 착용을 해야 합니다.

 ## 발바닥 통증

Q 어머니(60대 후반)께서 발바닥 통증이 있습니다. 발바닥에 약간 올록볼록하게 빨간 반점이 생기고 그것이 나중에 단단한 물집이 됩니다. 아프고 발바닥 속까지 아린 느낌이 난다고 합니다. 피부과에 갔었는데 습진은 아니고 발이 건조해서 그렇다고 연고를 주어서 발랐지만 효과는 없었습니다. 피부 문제가 아니라 발에 문제가 있어서 그런 것은 아닐까요? 이 경우 어떤 치료 방법이 있나요?

A 발이 건조해지고 피부의 보호막이 망가진 경우입니다. 주로 걸어 다닐 때 증세가 심하고, 피부가 두꺼워져 있으며, 그 부위를 눌러서 통증이 있는 경우 바이러스 감염에 의한 사마귀 또는 굳은살인 경우가 대부분입니다. 굳은살은 피부가 외부 접촉 및 압력에 의해 각질층이 두터워진 변화입니다. 치료 방법으로는 굳은살을

깎아 내거나 레이저 등으로 제거하는 방법, 굳은살이 있는 부위의 압력이 낮아지도록 깔창으로 치료하는 방법, 뼈가 돌출되어 있거나 길어서 문제를 일으키는 경우 뼈를 깎아 내거나 절제하여 치료하는 방법이 있습니다.

 ## 내향성 발톱

Q 발톱 무좀이 심한 20대 여성입니다. 한쪽 발톱이 내향성 발톱이어서 발톱이 파고 들어가 몹시 아픕니다. 그리고 염증도 생깁니다. 사람들은 유전적인 요인이라며 잘 관리하는 것 외에는 방법이 없다고 합니다. 약을 여러 차례 써보았는데 효과가 없었으며, 민간요법도 효험이 없었습니다. 외과적인 수술로 치료가 가능한지요? 재발이 일어날 확률이 있는지요?

A 내향성 발톱은 발톱과 주변 살이 마찰이 되고 벌겋게 부으면서 심한 염증과 함께 통증을 유발합니다. 심하면 고름이 나오고 마치 발톱이 파고드는 모양으로 변합니다. 부분적으로 발톱을 제거하는 경우 다시 자라면서 재발할 가능성이 높습니다. 반복되는 내향성 발톱인 경우 발톱 뿌리의 일부를 제거하여 그 부분에 발톱이 다시 자라지 않도록 하는 방법이 적절합니다.

 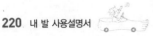

평소에 발톱의 모서리 부위를 각이 지게 남겨 두어 주변 살과 눌리지 않게 관리하는 것이 중요합니다. 수술을 할 경우 간단한 외과적 처치로 발톱을 처리하고 약을 바르거나 상당 기간 복용해야 합니다. 다만 재발은 10~20% 이상으로 상당히 높으나 이 경우도 1~2회의 치료를 통해 많은 호전을 볼 수 있습니다.

 ## 족저근막염

Q 키에 비해 저체중인 30대 후반의 남성입니다. 평소 운동량이 부족한 편인데 지하철에 오래 서 있으면 통증이 심합니다. 족저근막염이라고 진단을 받았는데 뒤꿈치보다는 발 앞쪽에 통증이 심합니다. 몇 군데 병원을 가니 소염제만 주었고 그다지 효과가 없었습니다. 현재 진단받은 지 10주가 되었습니다. 스테로이드 주사와 체외 충격파도 근본적인 치료가 아니라는 얘기를 들었습니다. 수술을 할 수 있는지요? 완치에 어느 정도의 시간이 걸리는지요?

A 족저근막염 외에도 말초신경염이나 신경이 눌리는 발목터널증후군, 평발 등이 원인이 될 수 있습니다. 족저근막염인 경우 약물 치료, 증식 치료, 체외 충격파 치료 등으로 많은 증상 호전

을 기대할 수 있으며, 두 달 이상 꾸준히 아킬레스건과 발바닥 근막, 근육의 탄력을 유지할 수 있는 스트레칭, 족욕, 깡통이나 골프공을 이용한 발 마사지 등이 근본적인 치료를 위해 도움이 됩니다. 수술적 치료는 비교적 간단하지만 재활기간이 길고 또한 완벽한 치료는 아닙니다. 체외 충격파와 다른 시술을 병합하면 거의 완치에 이를 수 있습니다.

Q 2년 전부터 발뒤꿈치 바닥에 열이 나기 시작하더니 통증이 심해졌습니다. 정형외과에서 족저근막염이라고 진단을 내리고 엉덩이주사와 내복약을 3주 정도 먹었는데 효과가 없습니다. 한의원에서 침 치료를 2주 정도 받았는데 역시 효과가 없었으며, 족부 전문 C 병원에서 물리 치료를 3주 동안 받았으나 효과가 없었고, S대병원에서 포롤로테라피 주사를 7회 맞았으나 역시 효과가 없었습니다. 마사이 신발을 구입해서 신고 다니지만 오래 서 있으면 통증이 옵니다. 어떻게 해야 치료가 가능한가요? 체외 충격파 치료는 아직 받아 보지 않았는데 어떻게 하면 완치할 수 있나요?

A 후족부동통증후군에 해당되는 증세이며, 가장 흔한 원인은 족저근막염과 뒤꿈치 지방체 위축입니다. 약물 치료, 물리 치료, 증식 치료(프롤로테라피) 등이 기본적인 치료입니다. 시중에 마사이족 신발로 알려진 기능성 신발은 모래밭에서 걷는 것과 같은 운

동 효과를 기대할 수 있는 장점이 있지만 발바닥이 아픈 사람에게는 적절하지 않습니다. 오히려 뒤꿈치 부위 충격을 완화시켜 줄 수 있는 쿠션이 좋은 '지능형 신발'을 병행하는 것이 바람직합니다.

최근 우리나라에 많이 보급되어 시도되고 있는 체외 충격파 치료는 정상 조직 회복을 기대할 수 있는 좋은 치료이며, 한두 달 정도 지속적으로 아킬레스건과 발바닥 근막, 근육의 탄력을 유지할 수 있는 스트레칭, 족욕, 깡통이나 골프공을 이용한 발 마사지 등이 도움이 됩니다. 수술을 하려면 MRI 검사를 통해 명확히 통증 부위의 해부학적 구조를 살펴본 후 하는 것이 좋습니다.

 ## 아킬레스건 파열

Q 24세의 남자 대학생입니다. 얼마 전 농구를 하다가 아킬레스건이 파열되었습니다. 지금은 수술을 하고 보조기를 착용하고 있습니다. 보조기를 얼마나 오랫동안 착용해야 하나요? 또 재활은 언제부터 들어가야 하나요? 그리고 빨리 완치되려면 어떻게 해야 하나요? 제가 집에서 할 수 있는 자가요법이나 물리 치료는 없나요?

A 과거에는 아킬레스건 봉합술 시행 후 2~3주 간격으

로 10주 정도 여러 번 석고 고정을 하며 경과 관찰을 했으나, 근래에는 봉합사 제거 후에 약 두 달간 스키부츠 형태의 보조기를 착용한 후 조금씩 걸으며 재활 치료를 병행합니다. 근육이 위축되는 것을 막으며, 조기 재활 운동을 통한 기능 회복을 기대할 수 있습니다. 무리하지 않는 정도의 스트레칭과 발목 근육 운동이 회복에 도움이 됩니다.

 ## 발목 퇴행성 관절염

Q 농구선수 생활을 10년 넘게 했습니다. 걸을 때 오른쪽 발목이 조금 아프고 운동을 할 때는 잘 뛰지 못합니다. 운동 후에는 항상 발목이 쑤시고 저립니다. 잠을 잘 때는 평상시보다 더 아픕니다. 전에는 발목만 아팠는데 요즘에는 관절까지 아픕니다. 운동선수들은 은퇴하고 나면 골병 든다는 말이 있는데 정말 그렇게 될까 겁이 납니다. 사람들이 제 증상에 대해 퇴행성 관절염이라고 하는데 정말 그런가요? 퇴행성 관절염은 무엇이고 치료 방법은 어떻게 되나요? 꼭 수술을 해야 하나요? 선수 생활에 지장은 없나요?

A 퇴행성 관절염이라기보다는 발목 관절 연골 병변, 관절 내 활액막염, 발목 주변 힘줄 염증성 변화 등의 복합적인 원인으

로 추정됩니다. 관절 내 돌출되어 부딪히는 덧자란 뼈는 다듬고, 손상된 연골은 범위에 따라 싱싱한 골연골을 이식하거나, 연골세포를 키워 다져 넣는 방법 등이 있습니다. 대부분 관절내시경을 이용해 치료할 수 있습니다. 진찰 및 엑스레이, MRI 등으로 정확한 진단 및 적절한 치료 계획을 세워야 합니다. 수술 후 일정기간 재활 치료를 한 뒤 선수생활 복귀가 가능합니다.

 ## 번무지 증후군

Q 20대 초반 남자입니다. 걸을 때 발목 바깥쪽에서 이상한 소리가 나서 병원에 갔습니다. 발목 안쪽에 뼛조각이 있다고 하더군요. 상당히 놀랐습니다. 증상은 바늘로 콕콕 찌르는 느낌입니다. 그리고 약간씩 당기는 통증이 있습니다. 오래 전부터 아팠는데 병원에 가지 않다가 참을 수가 없으면 침을 맞고 뜸을 떴는데 그다지 효과가 없었습니다. 이제 더 이상 참을 수 없어서 문의를 드립니다. 정확한 병명은 무엇이고 수술을 해야 하나요? 그리고 시간은 얼마나 걸리나요? 완치할 수 있나요?

A 만약 발목이 자주 접질리는 경우에는 바깥쪽 인대 손상에 의한 만성불안정성을 동반한 발목 관절 내측 물렁뼈 손상이나

관절 내 골연골 조각(관절 유리체)으로 추정됩니다. 물렁뼈 손상이나 뼛조각 병변 등은 관절내시경으로 치료할 수 있고, 바깥쪽 인대 손상에 대해서는 다시 튼튼하게 봉합하거나 다른 힘줄로 재건하는 방법이 고려됩니다.

 발 저림

Q 의자에 조금만 앉아 있어도 발이 저리고 엉덩이가 아픕니다. 걸어 다니면 괜찮고요. MRI를 찍은 후 의사는 허리 때문에 다리가 아픈 것 같지는 않다고 말하더군요. 당뇨는 없으며, 혈액순환제 약도 많이 먹었지만 낫지 않습니다. 어떤 곳에서는 좌골신경통이라고도 하는데 정확한 병명은 무엇이며, 어떻게 해야 치료할 수 있나요?

A 발 앞쪽이 저린 경우 말초신경 병변이 의심되고, 안쪽 및 발바닥 또는 발등의 특정 부위가 저리다면 발쪽으로 지나가는 신경이 발목 부위에서 혹이나 튀어나온 뼈 등에 눌려 나타나는 증세도 의심해 볼 수 있습니다. 세밀한 진찰 및 신경전도, 근육전도 검사를 통한 정확한 진단 하에 눌린 신경이 있다면 감압하는 수술 치료가 적절합니다.

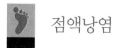

점액낭염

Q 20대 중반 여성입니다. 오른발 발목 복사뼈에 물이 찹니다. 어떤 때는 거의 없어졌다가 어떤 때는 터질 듯 팽팽할 정도로 많이 찹니다. 심할 때는 열이 나고 물이 찬 부분이 빨갛게 변합니다. 물의 양이 줄었다 늘었다 할 뿐 언제나 물이 차 있으며 복사뼈 안쪽에서 가끔 따끔거리는 통증이 있습니다. 심하게 아파 병원에 가면 주사기로 물을 3~6cc 정도 빼냅니다. 어떻게 하면 물이 생기지 않게 할 수 있을까요?

A 복사뼈 바깥쪽의 점액낭이라고 하는 물주머니가 신발이나 바닥과의 마찰에 의해 염증이 생기면 물이 차며 과도하게 붓게됩니다. 주사기로 물을 빼내는 것은 일시적인 증세 완화에 해당되므로 적절하지 않습니다. 수차례 증식 치료로 좋은 치료 효과를 기대할 수 있으며, 반복되는 경우 점액낭 제거술 또는 발목 관절낭 봉합술 등의 수술적 치료를 합니다. 45일에서 3개월 정도 걸리는데 젊은 경우 이식술보다는 간단한 내시경 치료를 먼저 시행하는 것이 좋습니다.

박리성 골연골염

Q 16세 여학생인데 발목 박리성 골연골염 판정을 받았습니다. 다른 곳의 조직을 떼어서 발목에 옮기는 수술을 해야 한다고 하는데, 수술에는 얼마 정도의 기간이 걸리며, 재발 가능성이 있나요? 수술 후 어떻게 관리를 해야 하나요?

A 발목 박리성 골연골염 병변은 부위와 크기에 따라 치료가 달라지며, 관절내시경으로 덜렁거리는 연골 병변을 제거하거나 가느다란 핀으로 구멍을 뚫어 새로운 연골이 덮이게 합니다. 병변이 큰 경우 무릎이나 체중부하가 걸리지 않는 발목 관절 옆면의 골연골을 채취하여 이식하거나 본인의 연골세포를 배양하여 병변 부위에 다져 넣는 방법이 있습니다. 1시간 정도의 수술 후 이식한 연골이 안착될 때까지 약 30일 정도 목발 보행을 해야 합니다.

발 통증

Q 3인용 자전거에 어른 2명과 아이 3명을 태우고 1시간 정도를 달린 후 그 다음날 계곡에서 물놀이를 하다가 오른쪽 발목 근처에 약간의 통

증을 느꼈습니다. 그리고 부기가 있었습니다. 며칠이 지나자 발목이 붓고 통증이 심해졌습니다. 정형외과에서 봉와직염이라는 진단을 받고 입원을 한 후 반깁스 + 항생제 + 얼음 찜질을 받았습니다. 3일 후 퇴원을 했는데 발이 더 부어오르고 상처 부위가 더 단단해졌습니다. 봉와직염은 어떤 병이며 어떻게 수술을 해야 완치가 가능합니까? 그리고 수술 후 재발이 되지 않나요?

A 피부 아래층의 조직에 급성 세균 감염에 의해 나타나는 염증성 병변으로 벌겋게 붓고, 열이 나며, 통증을 동반합니다. 대부분 항생제를 포함한 약물 치료로 호전되며, 간혹 증세가 심하게 진행되면 피부를 절개하여 고름을 배어 나오게 하고, 변성된 조직을 잘라 내고 씻어 내는 수술적 치료가 필요합니다.

발은 아름다움과 건강의 상징

　영국의 시인 존 메이스필드는 시 〈서녘 바람〉에서 "여보게, 고향으로 돌아와 고달픈 다리를 쉬지 않으려는가"라고 노래했습니다. 굳이 시인이 노래하지 않더라도 우리는 하루의 일과를 마치고 집으로 돌아가면 가장 먼저 다리의 피곤함을 느낍니다. 오늘 하루도 발은 우리를 위해 애를 쓴 것이지요.

　그럼에도 불구하고 우리가 발에게 해준 일이라고는 기껏 씻는 것뿐이었습니다. 삶을 영위하게 해준 발에게 그동안 너무 인색하지 않았는가, 더 정성을 기울이고, 발이 보내는 신호에 귀를 기울일 수는 없었는가, 한번쯤 생각해 보아야겠습니다. 우리가 발에 대해 소홀한 만큼 발은 우리에게서 즐거움을 앗아갑니다. 세상을 활보하고 멋진 곳을 여행하고 힘차게 운동할 수 없다면 우리의 삶은 갑갑하고 불편할 것입니다. 발은 그 모든 일을 하게 해주는 고마운 기관입니다. 그만큼 우리는 발에 관심을 가져야 합니다.

얼굴 이상으로 발에 정성을 기울이고, 발 운동을 게을리 하지 않아야 하며 발이 활동하기 편한 신발을 신어야 합니다. 지나치게 멋을 추구하기보다는 건강에 더 주의를 기울여야 하고, 발이 지금 건강한지, 이상은 없는지를 점검해야 합니다. 그리고 발에 이상신호가 감지되면 즉시 병원을 찾아야 합니다. 한발 더 늦은 만큼 건강은 그만큼 악화되고 삶의 행복은 사라집니다.

세상의 모든 인간은 발자취를 남깁니다. 좋은 의미이든 나쁜 의미이든 그 발자취는 자신에게 뿐만 아니라 다른 사람에게도 영향을 끼칩니다. 세상을 더 밝게 하는 발자취는 그 사람의 이름을 빛내고 그 사람을 오래도록 기억하게 합니다. 그러한 발자취를 남기기 위해서 가장 중요한 것은 건강한 발을 갖는 것입니다. 건강하지 않은 발에서 아름다운 발자취는 만들어지지 않습니다.

더 행복한 삶, 더 멋지고 건강한 삶을 위해 우리 모두 튼튼하고 아름다운 발을 갖도록 노력해야 합니다. 발은 우리를 올바른 길로 인도해 주는 나침반과 같으니까요.

김웅수(힘찬병원 족부클리닉 전문의)

내 발 사용설명서

지은이 | 이수찬, 김응수, 서동현 외
펴낸이 | 김경태
펴낸곳 | 한국경제신문 한경BP
등록 | 제 2-315(1967. 5. 15)

제1판 1쇄 인쇄 | 2009년 5월 6일
제1판 1쇄 발행 | 2009년 5월 10일

주소 | 서울특별시 중구 중림동 441
홈페이지 | http://www.hankyungbp.com
전자우편 | bp@hankyung.com
기획출판팀 | 3604-553~6
영업마케팅팀 | 3604-561~2, 595   FAX | 3604-599

ISBN 978-89-475-2703-3 (13510)
값 12,000원

파본이나 잘못된 책은 바꿔 드립니다.